原因不明のカラダの不調は温熱で驚くほど改善する

―そのカギは自律神経にあった！

川嶋 朗

評言社

まえがき――「温熱」は効く

健康や病気に関心のない人はいません。

中高年になり高齢化していくと、体のあちこちに不調が出てきて、どのようにしたら少しでも健康な状態になれるか、これは万人の願いでしょう。

特に難治性の慢性病や不定愁訴がある人は日々体の痛みや不調を抱えています。病気は完全に治らなくても、「せめてこの痛みが少しでも軽減されれば……」と願っている人も少なくありません。

「体調がよくないけれど原因がわからない」「体の痛みをなんとかしてほしい」。この本は、そうした方々のために書きました。

体の不調をよくするための方法はいろいろあります。病院やクリニックに行き、医師から病名を特定され、表れている症状に適した薬を処方され、それをきちんと服用していくのもひとつの方法です。それで治れば万事めでたしです。

しかし、慢性病や不定愁訴は一筋縄ではなかなか治りません。同じ疾病や症状でも、ひとつの治療法が万人に効くわけではありません。同じクスリを処方しても、よく効く人もいれば、ほとんど効かない人もいます。数年、十数年にわたって、同じ症状で苦しんでいる人も少なくないのです。

他方、現代社会は情報社会なので、公的な情報やマスコミ情報だけでなく、インターネットや書籍でさまざまな健康情報があふれています。「この病気にはこれがいい」「○○が効く」、誰もが恐怖を抱くがんについては「○○でがんが消えた！」「△△△するだけで……」といったコピーがゴマンとあります。

それらの情報に右往左往して、いろんな治療法やサプリメントを試す人も少なくなく、その結果、「これはダメだった」「あれもダメだった」「もしかしたら、新しい○○は効くかも」とサプリメント難民になる人もいます。

体調不良の原因がわからず、不定愁訴や慢性疾患に悩む人が増えているのに対して、現代医療は必ずしも有効な手引きを示していません。

クリニックを受診しても原因を特定できないことが多く、「加齢によるもの」「ホルモンバランス」「更年期」「ストレス過多」などとあいまいな病因を示し、表層に現れている症状を抑えるクスリを処方し、「しばらく様子を見ましょう」ということになります。

これら原因が特定できない疾病や症状は、多くの場合「自律神経失調症」とされることが多いようです。つまり、何らかの原因で自律神経の働きが乱れ、それがさまざまな疾病や症状につながっているということです。本当は、自律神経を狂わせている原因が何かを知りたいのですが……。

患者さんはなんだかよくわからない自律神経失調症と診断されたとき、じつはほっとしている面もあります。それは、「たいした症状ではないみたい」「がんとか命にかかわるものではなかったわ」と、根拠のない安心感を生じるようです。しかし、自律神経の失調（乱れ）をあなどってはいけません。極論すれば、すべての病気は自律神経の乱れによるものだからです。

病気の原因がわからない、あるいは自律神経の失調と指摘され、何をどのようにすれば体調がよくなるのかが、医師の診断でもよくわからない。長年にわたって慢性病を抱え、日常生活のクオリティ・オブ・ライフ（ＱＯＬ）も年々下がっている。こういう患者さんが今、非常に多いのです。

わたしがそういう人たちに言いたいのは、「まず体を温めることを考えてください」ということです。なぜなら、わたし自身の臨床経験において、患者さんの体の〈冷え〉

をとり、温めるだけで、ほとんどの慢性病、不定愁訴が大幅に改善されているからです。これはおそらく、体を温めることによって自律神経が適切に働き、血流が促進され、免疫力が向上し、体のあらゆる細胞を正常に機能させていくからではないかと考えています。

「温めることはカラダによい」「冷えはカラダに悪い」ということは多くの人が認識していることだと思いますが、本書はさらに、熱刺激による「温熱療法」によって治療の効果を上げていることにも言及していきます。

本書では、第1章で〝温活〟によって病気が治ったり、症状が大幅に改善した例をいくつか紹介します。続いて第2章では、なぜ〈冷える〉ことが体調不良や慢性病になるのかの原因について解説していきます。第3章では、〈冷え〉や〈温熱〉が自律神経とどのように関係しているかを解説していきます。第4章では〈冷え〉を取り除き、自律神経をととのえる、誰でも、すぐに、簡単に、お金をかけずにできる方法を紹介します。第5章では、自律神経をととのえる最良の方法として、「熱刺激」で自律神経を調整する治療法について解説、第6章で、その治療法の実例をご紹介します。そして最後の第7章では、最先端のがん治療に活用されている「温熱・免疫療法」を紹介していきます。

体に不調のある人、痛みやこりなど長年いろんな症状で苦しんでいる人、クリニックに行っても大病院に行っても、なかなかこれといった治療法が見出せず、「我慢するしかないか」と治るのをあきらめている人は、まずは〝温活〟してみてください。本書ではその方法も紹介しています。温活すれば、必ず体調が改善していくことを実感されるでしょう。

体はつながっています。ひとつの症状が改善していくと、次に別の症状も改善していきます。そうしてＱＯＬが向上して、以前よりも快適な生活を送ることができます。その最初のトリガーとなるのが「温活」なのです。誰でも、すぐに、どこでも、（多くの場合）お金をかけずに、しかも安心・安全。ぜひやってみてください。

２０２４年３月

川嶋 朗

もくじ

第3章　自律神経を狂わせる〈冷え〉の正体

第４章　毎日の「温活」で〈冷え〉をとる

第5章　自律神経をととのえる最良の方法「熱刺激」

第6章 診断即治療の実例とセルフケアによる温熱治療の実例

第7章　がん治療に効果絶大「温熱・免疫療法」

第1章　医療現場から驚きのレポート

——こんなにもすごい「温熱」の効果

〈冷え〉をあなどってはいけない

朝、寝床から起きても体が重かったり、しばらくボーッとしていたり、気分が沈みがちになったり、あるいは体のあちこちが痛かったり、なんとなく気分がすぐれない。低血圧の人や慢性病を抱えている人、うつ気味の人はそれがさらに顕著です。

「病院に行くほどではないけれど……」

「体質だから仕方ないか……」

「そういう年齢なのかな……」

こうした不定愁訴をもっている人が非常に多いのですが、自分の体の痛みや不調を感じながらも我慢して生活しているのです。

午前中はこんな体調でも、なんとかやり過ごしているうちに、午後になるとだんだん調子が出てきて体もスムーズに動いたりします。

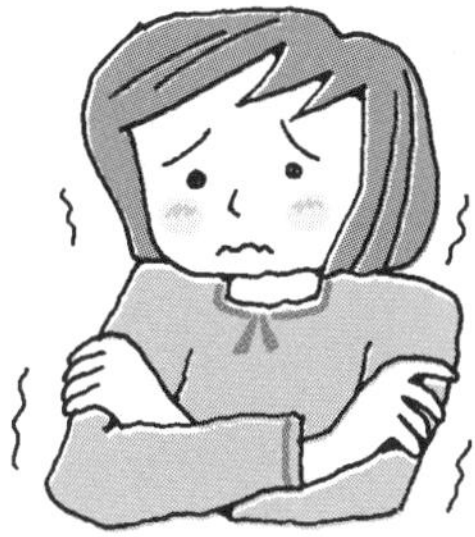

これは、体温の変化が大きく関係しているからです。明け方に最も低くなった体温は、昼間～夕方にかけて徐々に上昇し続け、その差は０・５～１度ぐらいです。わずかな体温の違いですが、この違いが体に大きく影響するのです。

体温が下がることによって、体には何が起きてくるか……わずか０・５～１度の違いでも、かなりのダメージが生じるのです。

肩こりや頭痛、生理痛、便秘、肌荒れ、むくみ、疲れやすい、寝つきが悪い、手足のしびれ、不安、イライラ……など、人によって症状はさまざまですが、これらの原因は、じつはいずれも体の〈冷え〉に行き着きます。

体温が下がると、体調はどのように変化していくか

肩こりなどの痛みは、冷えて筋肉の血流が減っているからですし、便秘は内臓の冷えによるものです。

肌荒れやむくみ、疲れる、太るなどは冷えによる代謝不良の典型例です。

睡眠障害は冷えによる自律神経のバランスの乱れと考えられており、また、体の〈冷え〉はがんの原因にもなります。さらに、〈冷え〉は心にも影響するのです。

体温がどんどん冷えてくると、体調はさまざまに変化（悪化）していきます。

体温の低下とともに、左ページのような経過をたどり、最後には死に至ります。

体温の低下とともに体調は悪化する

［36.5 度］健康体、免疫正常

⬇

［35.5 度］ふるえて熱産生を増加させようとする

⬇ これが続くと

・排泄機能低下

・自律神経失調症状

・アレルギー症状

⬇

［35 度］がん細胞が増殖しやすくなる

⬇

［34 度］水難事故でおぼれた人の生命を回復できるかどうか

⬇

［33 度］冬山で凍死する前に幻覚を見る

⬇

［30 度］意識消失

⬇

［29 度］瞳孔拡大

⬇

［27 度］死に至る

不定愁訴の原因は〈冷え〉だった

みなさんは、寒いとき、体が冷えているとき、どんな状態になるでしょうか？背中を丸めて自分の腕で体を抱きしめ、なんとか暖をとろうとするでしょう。肩に力を入れて、それでもガタガタと震えてしまうかもしれません。前項でも説明したように、わずかな体温の低下でも人間にとって強烈なストレスですから、体はそれに対応すべく防御態勢に入ります。

全身の筋肉が緊張し、血管は収縮します。血管が細くなるので血行が悪くなり、その結果、手足はさらに冷たくなります。

しかし、すぐに耐えられない症状にはならないので、〈冷え〉を我慢しながら緊張状態が長く続きます。意識していなくても体は〈冷え〉と闘い続けていますから、気がつくと首や肩がこっていたり消化不良になっていたりするのです。

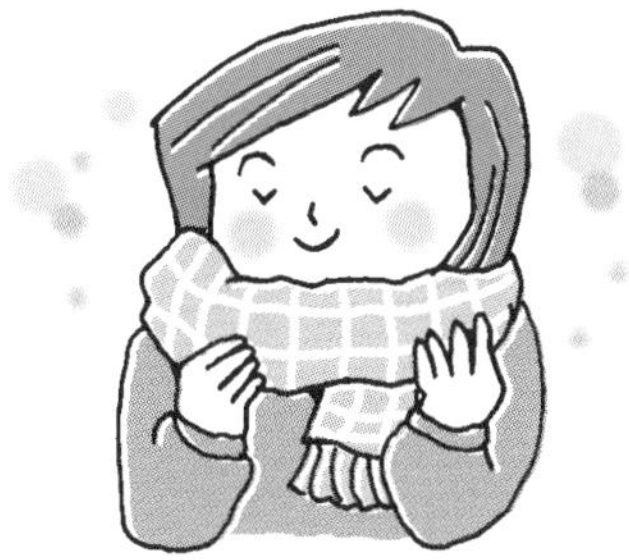

なぜ冷えると体調不良、そして病気になるのか――

そのメカニズムは次の第2章で解説していきますが、〈冷え〉は実際に、ありとあらゆる病気の入口になっているのです。

〈冷え〉が生み出すさまざまな症状や体調不良には、まず体を休め、十分に温かくして体の〈冷え〉をとる。そうすれば、たいていの場合、症状は緩和します。

体を温める方法は第4章で紹介しますが、みなさんがやりやすい「温活」の方法を生活習慣に取り入れ、基礎体温を高くして〈冷え〉を日常から追放することができれば、慢性的な症状や不定愁訴を大きく改善していくことができ、がんなどの大病も防ぐことができます。不定愁訴の原因が〈冷え〉だと気づいている人はまだまだ少ないかもしれませんが、〈冷え〉への対策の第一歩は〈温め〉＝「温活」です。

ヒート・ショック・プロテイン――「温活」は細胞を修復する

「ヒート・ショック・プロテイン」、訳すと「熱ショックタンパク質」です。

1962年に発見された、抗ストレスタンパク質のことです。

このタンパク質についての研究が、〈冷え〉についても多くのことを示唆してくれています。

わたしたちの体は、約37兆個という膨大な数の細胞でつくられています。そのほとんどの細胞がタンパク質からできています。

その細胞に高熱を加えると、細胞内のタンパク質は損傷を受けます。そして同時に、細胞内にはヒート・ショック・プロテイン（HSP）というある種のタンパク質が生まれます。

このHSPには、損傷を受けたタンパク質をもとどおりに修復する働きがあります。

つまり、高温という刺激を受けると細胞はダメージを受けますが、同時にそのダメージを修復するための成分も生み出していたのです。

その後、高熱（ヒート・ショック）だけでなく、疲労、感染、血管の梗塞、虚血状態、紫外線など、さまざまなストレスによっても損傷を受けると同時に、それに対抗するタンパク質も生成されることがわかりました。そして、最も効率よくＨＳＰが生成されるのは、やはり最初に発見された「高熱」という要素であることが明らかになりました。

さらに、体温よりちょうど2度くらい高いところで活発に合成されるタンパク質に最も顕著な抗ストレス作用があり、細胞を修復する能力もかなり高いことがはっきりしました。

加わる温度によってさまざまなＨＳＰが生まれますが、この温度（体温＋２度）より高温でも低温でも、抗ストレス作用は低くなってしまうのです。

また、ＨＳＰはどんな種類の細胞異常にも対応することができる、きわめて順応性の高いタンパク質です。発生時の刺激から生まれたダメージに対応するだけでなく、それ以前に存在していた細胞内の不良タンパクを見つけ出して、修復してくれます。さらに、あまりに細胞の損傷がひどくて修復できないと判断すると、その細胞を死に導いてくれます。

こうした働きを「アポトーシス」といいます。変形してしまった細胞を残しておくと、がんなどの病気のもとになるからです。

このHSPを実生活に応用すると、たとえば関節が痛いとき、その患部を体温よりも2度くらい高いもので温めるとHSPが生成され、痛みを和らげてくれます。痛みを誘発していた関節内の異常を感知し、それを修復しようとする働きがあるからです。

風呂で体を温めると関節痛や肩こりが緩和されていくのは多くの人が実感されていることでしょう。

これはまさにHSPの効果なのです。日本に昔からある民間療法の「湯治《とうじ》」は、医学的にも理にかなっていることなのです。

HSPの発見には、大きな意味がありました。HSPに細胞修復能力があることを前提に、さまざまな症例に対して〈温める〉という治療が試されるようになったからです。手術をするのも難しいといわれていた末期がんの患者さんが、患部を温めることによって進行をくいとめ、無事に手術を受けることができ、体力を回復した例がいくつもあります。

第7章では「温熱・免疫療法」を紹介していますが、がんの患部を温熱して治療を行うことで治癒率を大幅に向上させることに成功しているのです。

アトピーに苦しんでいた人が、体を温めることによって症状が軽くなったという報告も相次いでいます。

高血圧や糖尿病などの患者さんも、日頃から腹部を温めるようにするだけで、症状が改善される例が多いようです。

温めるだけで症状が緩和されるこうした事実を見るにつけ、改めて実感するのは、〈冷え〉のおそろしさであり、同時に、慢性的な症状や不定愁訴は「温活」で大きく改善していくことをわたしたちに教えてくれているのです。

その実例を以下に紹介していきます。「温活」がいかに有効な治療法であるかがわかるでしょう。

「湯たんぽ」による温熱療法でリンパ球減少症を大幅に改善

2003年6月、日本の医療系の大学としては初の統合医療を実践する施設である東京女子医科大学附属青山自然医療研究所クリニックが設立されました。

ここでいう統合医療とは、単に西洋医学と補完・代替医療を組み合わせたものではなく「個人の年齢や性別、性格、生活環境、さらに個人が人生をどう歩み、どう死んでいくかまで考え、西洋医学、補完・代替医療を問わず、あらゆる療法からその個人にあったものを見つけ、提供する受診側主導医療」です。それぞれの価値観・人生観・死生観をも考慮した、人を幸せにする医療です。

2005年9月に同クリニックが発表した「湯たんぽの使用によるリンパ球減少症治療の効果」において、臨床試験研究を担当したのは班目健夫先生（医学博士、青山・まだらめクリニック院長）とわたしですが、その効果にわたしたちは大変驚きました。

この研究では、当臨床試験研究による受診前2週間以内に、以前の医師によって診断された「リンパ球減少症」の6例で、患者さんに就寝中だけでなく日中も、できるだけ長時間湯たんぽで体幹や四肢を温めてもらいました。

わたしたちは、これらリンパ球減少症の患者さんの外部体温、特に腹部、腰部、四肢がいずれも冷たくなっていることを事前に触診で確認していました。このような患者さんに〈冷え〉の改善を目的として、特に手足の冷えに湯たんぽを使用したのです。

この臨床試験研究の対象となった患者さんは以下のとおりです。

①28歳男性　アトピー性皮膚炎 ステロイド軟膏（治療6か月）
②58歳男性　播種性結腸がん　肝転移手術（治療17か月）
③70歳男性　肺転移を伴う食道がん 放射線治療（10か月）、化学療法（10か月）
④58歳男性　多発性骨髄腫 未治療
⑤44歳女性　乳がん、皮膚転移手術（術後1年）、放射線治療（11か月）、及び化学療法（11か月）
⑥48歳女性　脳及び肺転移を伴う乳がん、免疫細胞療法（4日間）、化学療法（継続）

この湯たんぽによる温熱治療の結果、白血球数には目立った変化はありませんでしたが、リンパ球は3～4倍も有意に増加しました。

このような簡単な方法で、リンパ球減少症を大幅に改善できたのは、臨床的にも大変重要な試験結果といえます。

リンパ球が1000μL以下（＊μL＝1000分の1mL）になるとリンパ球減少症と診断されますが、リンパ球は免疫を担っている大変重要な細胞です。

リンパ球には、NK（ナチュラルキラー）細胞、T細胞、B細胞があり、外から侵入してきた病原体や内部で発生するがん細胞を攻撃したり、病原体への抗体をつくり出す働きをします。したがって、リンパ球が大幅に減少しているリンパ球減少症の患者さんは、免疫力が大きく減少していると考えられ、さまざまな疾病に罹患するリスクが高くなるのです。

このように、温熱療法には予想していた以上の効果が判明したことから、現在の統合医療SDMクリニック（神奈川歯科大学大学院統合医療学講座に併設）でも診療の中心に位置づけています。

原因がわからない症状——「熱刺激」による治療効果

前述の臨床試験は病名もはっきり診断されている患者さんを対象にしたものですが、世の中には、「原因がよくわからない」「どの医療機関を受診しても一向に改善しない」疾病や症状をもつ人が非常に多くいます。

次の3例は、第5章で紹介する三井温熱で治療を受けた3人の患者さんの事例です。三井温熱には、体の不調の悩みを抱えている人が来ることが多いといいます。医師から病名を告げられたけれど、症状は少しも改善されず、なかなか治らない人たちです。

卵巣嚢腫の術後がひどかったAさん（女性、温熱治療時40代前半）は、2回の手術をし、2回目はチョコレート嚢腫でした。

その術後、突然全身を貫く痛みがありました。水を飲んでも、腸が少し動いただけで激痛が走る、熱が出る、倒れる、という状態でした。

手術のあとなのでマッサージもこわい。血流をよくすれば少しはよくなるだろうなと思いつつ、温泉なんかは行きたくても行けない。

治療を受けているクリニックの医師からは、それらの症状に対して適確なアドバイスはなかったそうです。

Aさんは再発することをおそれ、いろんな治療を試しました。電気治療、マッサージ、鍼灸などすべてのいろんな治療を試したけれど、症状は一向に改善しない。

そんな経緯のあるAさんの三井温熱での治療の感想は、最初は「熱い！」でした。想像していた温熱療法とは違い、痛いぐらいに熱かったといいます。だが、温熱療法のあとは、体が軽くなり、とにかくラクになり、よく眠れたといいます。

温熱治療をしてくれた治療師からは「魔法じゃないのですぐには効きませんよ。3か月はみてください」と言われました。ところが、1か月経ったら、全身を貫く痛みがなくなりました。3か月経つと、すっかり元気になって、会社の仕事にも復帰できました。ふつうの生活に戻れたのです。

今では、最初に治療を受けたときの悩みは完全になくなりました。温熱をやってもらわないと、だるい、疲れる、疲れがとれない、あちこちに支障が出てくる、パフォーマンスが下がる、眠れなくなる……ことがあるので、これらを改善して、健康体を維持していくためにも、現在も定期的な温熱治療をしています。

Bさん（女性、温熱治療時50代後半）は会社員として、アクティブに働いていました。ところが、5年前からコロナ禍で仕事をしなくなりました。そして、家にこもるようになったら、病気になってしまったのです。つまり運動不足で血流が滞り、それが主たる原因のようです。

Bさんはしかし頑張り屋で、発症しても、子や孫のために一生懸命世話をしたりして、それがますますBさんの体を悪くしました。その結果、痛みで夜は眠れず、横になると背中が痛いので、ときにはベッドに座ったまま寝たりしました。

Bさんはフラダンスが趣味で踊っていましたが、やがて脊椎を痛め、体のあちこちが痛くなり、だるさがずっと続きました。レントゲンでは原因がわからず、医師からは自律神経失調症と診断されましたが、何が本当の原因かよくわかりませんでした。

そこで三井温熱の治療を受けたところ、期待していた「癒し」ではなく、温熱の「体の芯まで響く激痛」でした。最初は驚きと期待外れでがっかりしたと思いきや、施術後は全身が大変ラクになったそうです。

Bさんの原因は、自律神経失調症もあるかもしれませんが、じつは、趣味のフラダンスも影響していたかもしれません。フラダンスは中腰姿勢を長く続けたり、腰から上半身を反ったりするので背骨がゆがんだりして、腰に負担がかかるのです。

Cさん（女性、温熱治療時50代前半）は、頸椎や脊椎からくる腰痛と首の痛みに長年苦しんでいました。脊柱管狭窄症《せきちゅうかんきょうさくしょう》、椎間板《ついかんばん》ヘルニアと診断されましたが、医師から指導された治療法では治らなかったし、改善もしませんでした。

会社の経営幹部をしていますが、人前で話すときに、腰痛でおじぎをすることすらままならない状態のときもありました。夜も痛みで目が覚めたりしました。

温熱治療を受けた結果、血流が改善され、体の深部で固まった筋肉がほどけて軟らかくなりました。首回り、腰回り、足回りの血流が改善されて、痛みが消え、体全体がラクになり、体がラクになると心も癒されたといいます。

Ｃさんはかつてスキーヤー（選手）でもあり、じつはいろんな部位が痛んでいました。選手時代は相当な無理があったのだろうと思われます。若いときは体を支えられる筋力もありましたが、加齢とともに衰え、長年の無理が表層に出てきたのだろうと考えられます。

この３人の症例では、最初に温熱治療を受けたときに抱えていた問題（痛みやこり、だるさ、疲労感など）はすべて解消されています。治療方法は温熱だけです。３人とも医療器具である温熱治療器を持っていて、セルフケアをしていますが、それでも定期的にプロの温熱治療師の施術を受けているのは、「かつての苦しさ、痛み」が再発しないよう、メンテナンスをしっかりしたいからだそうです。

毎日のセルフケアや生活習慣で日々メンテナンスを行い、ときに医師やプロに見てもらい、アドバイスをもらうのは、健康維持には大変よい方法です。

第2章　なぜ冷えると病気になるのか

血流停滞からの血液ドロドロが深刻な病気の発端に

体が冷える——というのは、体にどのような悪い影響を与えるのでしょうか。

第1章の冒頭で「体温が0・5～1度下がるだけで、人体に大きな悪影響をもたらす」と述べましたが、なぜ、わずかな体温の低下でそうなるのでしょうか。

冷えると脂肪が固まり、血流が悪化する

コンビニやスーパーで冷凍食品やレトルト食品を買ったときに、肉系の料理は表面が白く固まっていることがわかります。これは脂肪（あぶら）が固まったものです。脂肪は冷えると固まる性質があり、レンジでチンするとすぐに液状になります。冷えた体内では、これと同じようなことが起きていると考えてよいでしょう。

人間の血管は毛細血管を含めると約10万キロ、想像つきませんが、なんと地球2周

半の長さに相当します。血液はこの長い距離を体のすみずみまで素早くめぐり、酸素や栄養分を届け、老廃物を運び出しています。その時間はわずか1分足らずです。

体が冷えると、余分な脂肪分が固まって体内に残ったり血管の内側に付着したりします。また、体が冷えると防御反応として血管を収縮させるので、血流はますます滞り、血管は詰まりやすく、血液はドロドロ状態になります。

これによって引き起こされる病気は「すべての病気」といっても過言ではないでしょう。血液の主成分である「赤血球」「白血球」「血小板」のうち、体の冷えに直接関係するものは赤血球です。赤血球には酸素とさまざまな栄養素がギッシリ詰まっているのですが、それが血流停滞によって、細い毛細血管に入りにくくなると、その部分の細胞は飢餓状態となり、あらゆる不調を生じます。

血流の循環が悪くなると、筋肉が硬くなり酸欠状態になります。これが「痛み」「こり」の原因となるのです。こりは循環を悪化させ、まさしく悪循環に陥ります。

そして、動脈硬化や糖尿病、肝臓や腎臓の疾患など、深刻な病気の発端をつくり出してしまうのです。肌荒れや肥満も〈冷え〉による血流の停滞が主な原因です。

酵素の働きが鈍くなり、免疫力が大幅に低下する

酵素は、あらゆる生命活動にかかわる重要な物質ですが、この物質も血流停滞で働きが鈍くなります。

酵素は細胞の合成や分解・代謝を行ったり、ウイルスや病原菌を退治する免疫を活性化したりするのですが、その働きが鈍くなれば当然、いろんな不調が出てきます。

酵素はホルモンの合成にもかかわっているので、体が冷えると必要なホルモンがうまくつくられなくなります。

女性ホルモンも例外ではありません。

さらに、遺伝子修復酵素は、ウイルスや紫外線などによって傷ついた遺伝子を修復していますが、冷えて働きが鈍くなれば、傷ついた遺伝子はそのままになり、そこからがん細胞が発生するおそれがあるのです。

低体温の人は免疫力が低下している

酵素は大別すると「消化酵素」「代謝酵素」に分けられますが、酵素の働きが弱くなると消化の反応が遅くなるので、消化酵素を大量に必要とします。するとと、大量の酵素が消化系に向けられ、体内調整機能がある代謝酵素が大きく損なわれることになります。

体温が低いと血流が悪化し、代謝、免疫力などの働きが悪くなります。つまり、低体温の人は免疫力が著しく低下しているのです。

免疫力というのは、体内に入って悪影響を与えようとするあらゆる物質（細菌やウイルスなど）や体内で発生した異常な物質（がん細胞など）を除外していく機能ですが、これが低下すれば、体は無防備状態となってさまざまな症状を引き起こします。

体温低下➡血流停滞➡機能不全➡万病発症

多くの人は〈冷え〉が自分の病気や症状に結びついていることを自覚していません。患者さんに「冷えていますね」と言っても、「そうですか」と、聞き流す人がほとんどです。〈冷え〉は病気の原因でもないし、たいしたことないと、あまり真面目に受けとめてくれないのです。

しかし、〈冷え〉は、体全体に影響をおよぼす深刻な症状です。〈冷え〉は女性や子どもだけのものではありません。男性の慢性病や症状も〈冷え〉が影響しているのです。体温が低いと、血流の温度も下がり、その結果、血流が滞ってしまいます。

体温の低下はあらゆる疾患の原因に

先述のように、血流が悪いということは、十分な血液が体のすみずみまで送りこま

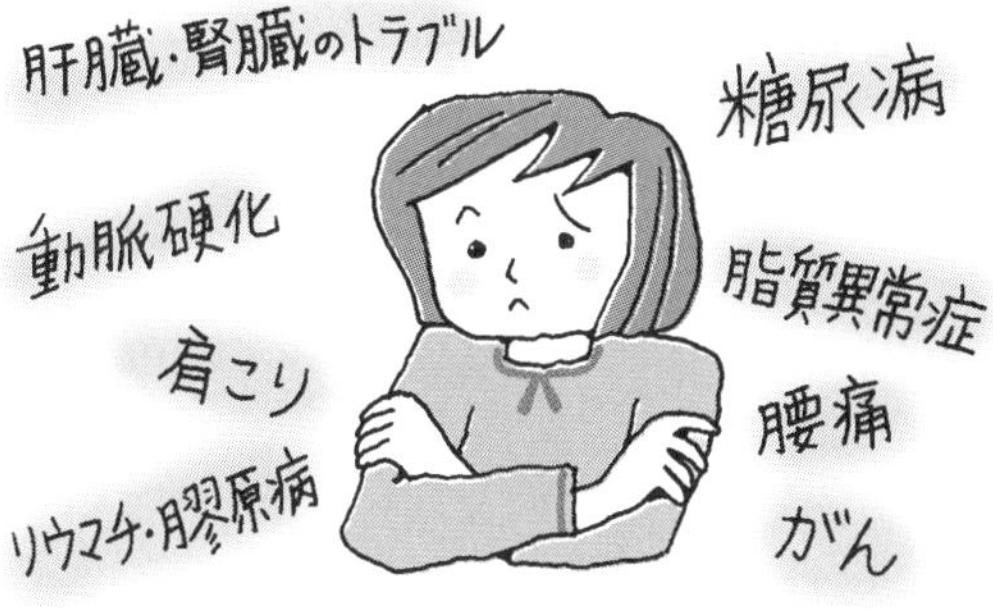

れないということ。必要な栄養分や酸素は血液が送っているのですから、新鮮な血液を十分に受け取れない体の各所がまともに機能できないのは当然のことです。

また、血流が滞ると、熱を産生することも運ぶこともできません。熱が産生できないとさらに低体温になり、必要な酵素の働きは期待できなくなります。タンパク質の合成や分解をする効率も落ちます。不要になった老廃物を肝臓や腎臓に運びこむこともできなくなります。したがって、毒素が局所に残ることになりますから、さらに細胞の機能は低下します。

肝臓・腎臓のトラブル、糖尿病、動脈硬化、脂質異常症など、ありとあらゆる疾患の原因がここにあります。

体温が低下するとがんのリスクが大きく高まる

〈冷え〉によって血液が滞ると低酸素となり、二酸化炭素や老廃物の回収も滞りがちになります。

生きていくために必要なエネルギーを産生する器官であるミトコンドリアでは、高い体温と酸素を必要とするため、エネルギーがつくられにくくなります。

すると代謝も免疫力も低下します。36・5度の体温がたった1度下がっただけで、基礎代謝は12％、体内酵素の働きや免疫力も大きく低下します。

故安保徹先生（あぼ・とおる　1947～2016年　新潟大学大学院医歯学総合研究所名誉教授で免疫学の世界的権威）は、体温の低下ががんのリスクを大きく高めていると警鐘を鳴らしています。

ちなみに、がん細胞が大好きな体温は35度台で、がんは42度ぐらいの熱で死滅する

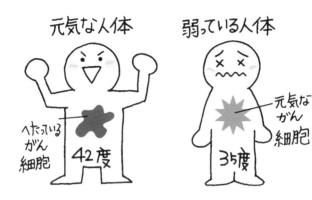

ことがわかっています。

血流は温度が下がると酸素を手放しにくくなります。

つまり、局所に酸素が届かなくなるのです。がん細胞は嫌気性代謝、すなわち酸素を利用しないで増殖するので、酸素が来ない環境（低体温の環境）を好みます。

これらのことから、最新のがん治療では、熱刺激によって免疫を高め、治療効果を高める「温熱・免疫療法」が注目されていて、その有効性も明らかにされています。

これについては、第7章で解説します。

血流低下が長く続くと体はどうなるか

血流が悪くなると、体は何とか修復や工夫をして生き伸びようとしますが、血流障害が長く続くと、組織が硬くなります。これは線維化といって、たとえば、冬などに裸足で歩いていると足の裏がだんだん硬くなってきます。血流が遮断されやすい足の裏では、硬くなり線維化を起こして皮膚を丈夫にし、血液がこなくても生き延びるように組織を変容させていくのです。

この血流低下と組織の線維化について、前掲の安保徹先生は『安保徹のやさしい解体新書』（実業之日本社、２０１４年）で次のように述べています。

「これは、皮膚の内部にある線維芽細胞が組織の損傷によって集合して増殖し、コラーゲンをつくり血流の低下した細胞の欠損部分を埋める応急処置をしているようなものです。ですから硬くなった足の裏も温めていくと、いつのまにか元に戻ります。

線維化は過酷な生き方が長く続いた血流障害で起こりますが、肺で起これば間質性肺炎、肝臓では肝硬変、関節リウマチでは骨の萎縮や変性、下半身では間質性膀胱炎になります。いずれも血流障害が慢性的に続いて起こります。線維化が過剰になると組織が硬くなり、伸び縮みができなくなってしまいます。

また、血流障害を起こした組織では、何とかして栄養や酸素をとり入れようと、既存の血管から分岐して新しく血管をつくり出すこともあります。それが新生血管です。関節リウマチなどの慢性炎症、糖尿病性網膜症でも新生血管をつくります。新生血管はとてももろいので切れて出血しますが、本流の血管の血流がよくなれば自然消滅していきます。がん細胞でも新生血管をつくり生き延びようとしていますが酸素をとり入れ温めると自然消滅します。

血流障害の最大の原因は、消炎鎮痛剤、ステロイド剤、ＴＮＦα抗体などの薬です。修復反応を止め血流障害、そして線維化を起こし、間質性肺炎を引き起こします。肺がんが増える原因は薬です」

〈冷え〉は体のいろんな組織に影響していることがわかります。けっして軽んじてはならないことなのです。

〈冷え〉は消化器系を不調にし、アトピーの原因になる

子どものアトピーが年々増加しています。じつは、アトピーの原因は〈冷え〉ではないかとわたしは考えています。

食事をして口から入った食べ物は、胃で消化され、腸へと運ばれます。確実に分解されてアミノ酸にしてから肝臓に運びこまれ、熱エネルギーとなります。ところが、低体温や血流低下で消化器系が不調となり、食物が十分に分解されずに血液中に入ってしまったら、どうなるでしょうか？

異種のタンパク質、すなわち異物が入ってきたときの反応、つまり抗原抗体反応が起こります。

これは仮定に過ぎませんが、アレルギーというのは、こうしたことでも起こるのではないかとわたしは考えています。

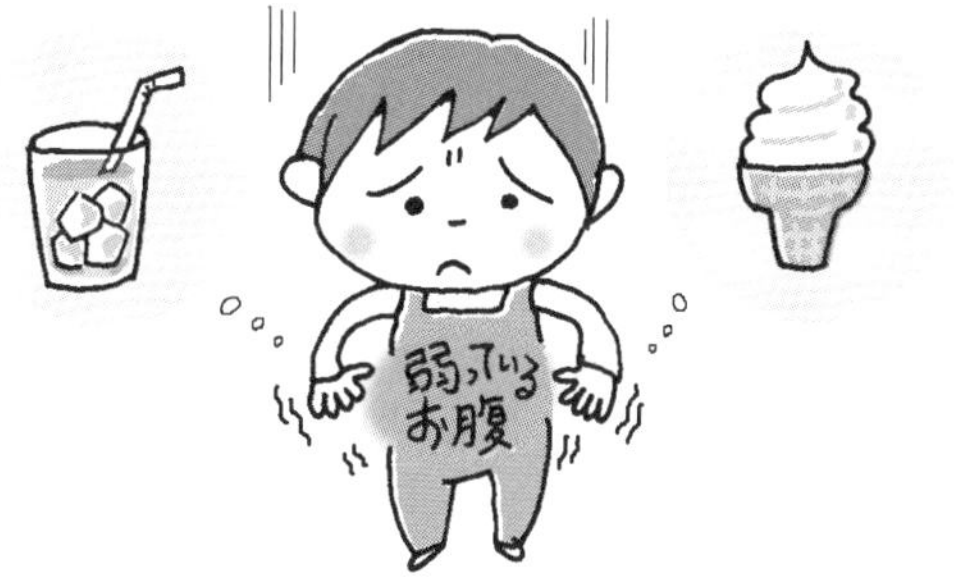

アトピーが〈冷え〉からくるというのは、腸が冷えていることに原因があるのではないかと思うのです。アイスクリームや冷たい飲み物などによって冷えきった腸が、食事で入ってきた食べ物をきちんと消化・吸収できないせいで、それがアレルギーの原因になっている可能性があるのです。

アレルギー反応がどこに出るかによって、発現する病気は違ってきますが、アトピー、喘息《ぜんそく》、腎臓病や膠原病など、免疫異常で起きる病気はことごとく腸の〈冷え〉に原因があると考えています。

近年よく見られる〝キレる子ども〟も、もしかしたら〈冷え〉が遠因になっているのかもしれません。

不妊は〈冷え〉が原因かも

漢方医学の観点から不妊を解説すると、生殖能力というのは五臓の中の「腎気《じんき》」が担っています。

腎気というのは親からもらう「先天の気」と、空間や食べたものから得られる「後天の気」で成り立っていて、この腎気が十分になければ、子どもはできないといわれています。

内臓が冷えていれば当然、後天の腎気はつくれません。わたしが不妊の患者さんの治療に、徹底的に温めることから始めるのはそのためです。

今、子どもができなくて悩んでいる人は少なくありません。不妊の原因はいろいろあると思いますが、わたしは、とりあえず自分の体を温めることから始めるように指導しています。

わたしのクリニックには不妊の相談に来られる方もいます。わたしはそういう方の治療をまず温めることから始め、同時に漢方薬も処方します。

不妊治療には時間がかかると世間ではいうのですが、わたしのところでは1、2年で妊娠する方が少なくありません。

もちろん、パートナーである男性の検査など、必要最低限の条件は満たしたうえです。

「なかなか不妊治療の効果が出ない」という方には、まずはお腹を温めることをおすすめします。

たとえほかの不妊治療をするにしても、お腹を温めることが、プラスになることはあってもけっしてマイナスになることはありません。

誰でも、すぐに、簡単に始められます。

第4章で具体的な方法も紹介しているので、ぜひ参考にしてみてください。

心の病も〈冷え〉から

日本は確実にうつ病患者が増えています。社会全体の構造が複雑になり、不景気が続き、理由なく人殺しをするような物騒な事件が頻発しています。経済的にも精神的にも未来に夢を持てる社会環境でなくなり、不安感・不信感が増幅しているなか、うつ病になる人が多くなるのも無理はありません。

しかし、日々いろんな患者さんと接するわたしから見ると、体を温めるだけでよくなりそうなうつ病患者がたくさんいるように思います。

心の〈冷え〉つまりストレスも体の〈冷え〉を引き起こします。ストレスが引き金になって交感神経が緊張し、体温は低下します。冷えきった体は、それ自体が新たなストレスになり、〈冷え〉とストレスの悪循環が生じているのです。

わたしが診たうつ病の患者さんたちは、ほぼすべての人が体に〈冷え〉を持っていました。〈冷え〉はうつ病の原因のひとつだとわたしは確信しています。うつ病の一因は脳内伝達物質（セロトニンなど）の働きが低下していると考えられていますが、体が冷えると、その物質の産生効率が低下してしまうからです。

身体的な病気の人の体が冷えているのは当然ですが、心の病の人も体は冷えきっているのです。そこでわたしは確信しました。心と体はつながっているということです。

体が冷えることによって、心まで冷えてしまうのです。肉体的な〈冷え〉からうつ病になったり、精神的に不安定な状態になってしまうケースは少なくありません。一方、心が冷えてしまったことで、体まで冷えてしまう人もいます。ストレスが体を冷やしてしまうように、強い不満や怒り、情緒不安定が原因で身体的疾患を招いてしまうのです。どちらが先か後かは別にして、あるいは同時かもしれませんが、心と体はつながっていて、体が冷えれば心が冷え、心が冷えれば体も冷えます。

うつ病の患者さんでも、体を温めるだけで症状がかなり軽減します。がんや不妊症など体の不調も、ストレス源を取り除き、温かい心を取り戻すことで、改善されることが多いのです。

自分の〈冷え〉をチェックしてみよう

自分の体が冷えているかどうかを判断できるチェックリストです。当てはまるものに、印をつけてみてください。

ひとつでも印をつけた方は、体が冷えている可能性があります。

3つ以上は要注意ですね。

男性であれ女性であれ、このまま〈冷え〉を放っておくと、深刻な病気を引き起こしてしまう可能性があります。

□手足がつねに冷えていて、なかなか温まらない
□ときおり頭痛がある
□顔色が悪い
□冷房が苦手だ
□目の下にクマができる
□ちょっと運動すると息切れがする
□夜、熟睡できない
□夜中トイレで目を覚ます
□低血圧である
□体温が低い（36度以下）
□肩こりがひどい
□腰痛がある
□膝痛がある
□下痢気味
□便秘気味
□疲れやすく、寝ても疲れがとれない
□イライラしやすい
□やる気が起きず集中力がない
□貧血気味
□夏でも汗をかかない
□朝起きるのが辛い
□朝ふとんの中で、脇の下よりもお腹のほうが冷たい
□耳を折ると痛い
（女性のみ）
□生理痛がひどい
□月経前に不快な症状が出る

第3章　自律神経を狂わせる〈冷え〉の正体

自律神経は人の意思でコントロールできない

〈冷え〉は自律神経に大きな影響を及ぼしています。

本章ではまず、自律神経の働きについて少し解説しましょう。

神経系は脳と体の各器官が互いに情報を伝え合う働きをしますが、体のあらゆる刺激は情報として神経を伝わって脳や体の各器官へと送られ、さまざまな動きや反応を引き起こします。

わたしたちが、寒いと感じて身震いしたり、体がガタガタふるえたりするのは、「寒い」という情報が神経を伝わっているからです。

情報を伝える神経は大きく2つに分けられます。脳及び脊髄という「中枢神経」と、中枢神経と体各部の間を連絡する「末梢神経」です。

さらに末梢神経はその機能から「体性神経」と「自律神経」とに分けられます。

体性神経には感覚を伝える「知覚神経」と、手足などの骨格や筋肉を動かす「運動神経」があります。

自律神経は生命を維持する機能を司る

一方の自律神経は、主として内臓の働きや血液の流れなど、生命を維持するための機能を司っています。

体性神経は自分の意思でかなりコントロールできますが、自律神経は基本的にコントロールすることができません。心臓を動かして血液を全身へと送る、呼吸をする、食べ物を消化し栄養素を吸収する、暑いときに汗を出し、寒いときに体を震えさせて体温調節をする……これらはすべて自律神経の働きによってコントロールされているものです。

心臓の動きを止める、食物を消化・吸収しない、などということはできません。起きているときも眠っているときも、人の意思に関係なく、生命活動を維持するために24時間休みなく働き続けているのが自律神経です。

「交感神経」と「副交感神経」のバランスが大切

自律神経は「交感神経」と「副交感神経」とに分けられます。

交感神経―副交感神経は、アクセル―ブレーキ、活動―鎮静、攻撃―防御、緊張―リラックスのような関係で、相反する働きをします。

アクセルを踏んで活発的に活動するための役割は交感神経が担い、ブレーキを踏んで鎮静化する働きをするのが副交感神経です。

交感神経が優位の場合、血管が収縮し、心拍数と血圧が上昇し、心身ともに興奮状態となり、まさにアクセルを踏み込んで前進し、闘う態勢になります。

一方、副交感神経が優位になると、血管がゆるみ、心拍数や血圧が低下します。興奮状態にブレーキがかかり、リラックスした状態になります。

このように正反対の役割を持つ2つの神経が交互に働いて、動くべきときには動き、休むべきときには休むというバランスによって、生命体を維持するための活動が可能になっているのです。

通常、日中に働いているときは交感神経が優位になります。古代人でいうと、狩りで獲物を探したり、獲物を見つけて捕まえたり殺したりするには、交感神経が優位でないと効果的に獲物を得ることはできません。しかし、夜になると副交感神経が優位になって、休息モードになります。

交感神経と副交感神経のバランスが崩れると…

ところが、不規則な生活習慣、仕事や人間関係のストレスなどにより、現代人の自律神経のバランスは乱れがちになっています。

交感神経の優位が長く続くと、全身の血流が悪くなり、いつまでも心身の興奮状態が続くことになります。

逆に副交感神経の優位な状態が続くと、意欲が上がらず、無気力感や疲労感を招きやすくなります。

両者のバランスが適切に保たれることが大切なのです。

自律神経が体温をコントロールしている

体の中の酵素が最も活発に働くのは、深部体温が38度前後です。消化器系も循環器系も、その体温のもとでスムーズに活動します。

生命活動の最適な水準に体温を保つために、わたしたちの体はつねに体温調整をしています。

その体温調整を担当しているのは、自律神経です。

体温は主に血流によってコントロールされています。

食事をすると、食べたものは胃や腸で消化・分解され、肝臓で熱エネルギーに変換されます。熱エネルギーは血液によって、全身の細胞に送りこまれるのです。したがって、消化酵素の働きをスムーズにするために自律神経は体温を上げるようにしていくのです。

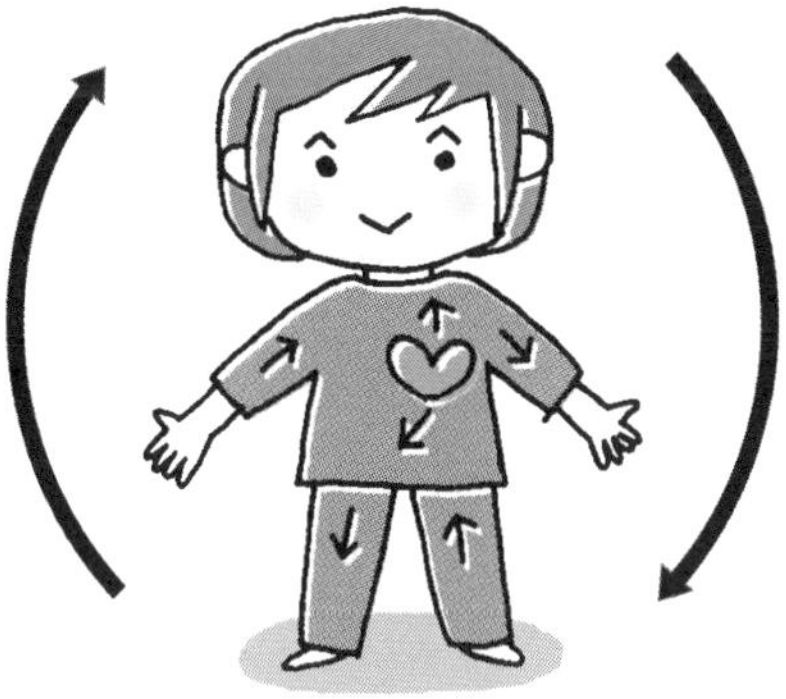

また運動をすると、筋肉においても熱がつくられ、その熱は血液によって全身に送られます。血行がよければおのずと体温が上がり、血行が悪くなると体温は下がるのです。

体温をコントロールするために血管を広げたり狭めたりして血圧を調整するなど、自律神経はつねにさまざまな微調整を行っています。

このとき、交感神経と副交感神経のバランスをとり、アクセルとブレーキを踏みながら、体温を適切な温度にしていくようにコントロールしているのです。

体のSOSを無視すると体温が下がる

体全体のバランスを見ながら体温を調整しているのは自律神経ですが、体温をコントロールできなくなることがあります。

それは、わたしたち自身が、自律神経よりも自分の都合を優先させてしまうことに原因があります。

仕事をしたり運動している間は交感神経優位の緊張状態が続き、血管が収縮して血流が滞りがちになります。したがって、全身に循環する血液量が減って、体温は上がりません。

仕事が忙しく、戦闘モードでデスクに向かい、対人関係や仕事の成果に一喜一憂し、また睡眠不足が続いていると、交感神経が優位になって緊張状態が続いてしまいます。

そうすると、通常は、体は疲れを感じてSOSを発し、自律神経は交感神経を休ませ、副交感神経を優位な状態にします。それによって体はリラックスし、体温も次第に戻るのです。

忙し過ぎ、ゆるみ過ぎ、どちらも低体温の原因に

ところがわたしたちは、ときに体の声を無視して、仕事を頑張ってしまいます。すると体はずっと交感神経優位のままの状態になり、血行が悪く低体温のまま、手足は冷え、内臓の諸器官も冷えきったままになります。仕事に忙しくしているときは活動的で体温も高い印象ですが、じつは手足まで冷えきった、低体温になっている可能性のほうが高いのです。

だからといって、怠け者のほうが体温が高いとも言いきれません。

いつものんびり、だらりと生きていても、体温は下がります。副交感神経が優位になり続けると血管が拡張したままになるので、大量の血液が血管内に滞り、血行が悪くなってしまうのです。

ゆるみ過ぎもまた、低体温の原因となるのです。

自律神経が乱れると体は不調になる

自律神経の交感神経と副交感神経は、たえず活動─鎮静、緊張─リラックスというように、まるで電極が交互にプラスとマイナスになるように、バランスをとって働いています。

外気が寒くなったり暑くなったりすると、体は本能的に防寒・防暑体制をとるように交感神経が働きます。寒いときは温め、熱いときは冷ますように体に働きかけるのです。しかし、こうした自動調節機能があっても、自律神経が乱れるとうまくバランスがとれません。

自律神経と気候の変化

自律神経は気圧や気温、湿度、そして季節ごとの環境変化によって、つねに変化し続けているので、それらの影響に加えて自動調節機能が乱れると、体のさまざまな器官が影響を受け、その結果、体調不良、つまりいろいろな症状が出て、病気になったりします。

自律神経は、昼間は交感神経優位、夜は副交感神経優位です。昼の12時はリンパ球（リラックスしているときに優位になる）が一番少なく、夕方〜深夜にかけて上昇し、早朝から再び減少に向かいます。反対に、顆粒球（緊張しているときに優位になる）は昼12時がピークで、夕方〜深夜にかけて下降し、早朝から上昇していきます。

夜間、副交感神経優位でリンパ球が増えて過剰になると、アレルギー疾患の喘息の発作が起こったりします。アトピー性皮膚炎の人が夜かゆくて眠れないのもこうしたことが原因です。

人は、高気圧の晴れた日は活動的になり、低気圧の雨の日は気分がどんよりして、調子が悪くなったりします。こうした気象の変化に対応するように自律神経が働いているのですが、それが乱れている人は、気候や時間帯による変動に影響を受け、さまざまな症状が出てくるのです。

自律神経が白血球の働きを支配している

1996年、前掲の安保徹先生は、外科医の故福田稔先生との共同研究によって、自律神経の白血球支配の法則を見つけました。

これはどういうことかというと、自律神経の乱れ（交感神経、副交感神経のどちらかに偏った状況）が長く続くと、白血球内のリンパ球と顆粒球のバランスが崩れ、免疫力が低下し病気を引き起こすということです。

戦闘モードが続き、ストレス過剰の無理し過ぎる生活で交感神経が優位になると、顆粒球が増えて免疫が過剰に働き、活性酸素によって炎症や潰瘍を起こし、また、リラックス過剰の生き方で副交感神経に傾くと、リンパ球が増えて小さなものにまで必要以上に反応し、アレルギー疾患を引き起こすというのです。

リンパ球と顆粒球の割合で免疫状態がわかる

免疫力を見るうえでのポイントとして、リンパ球と顆粒球の割合で免疫の状態がわかるといいます。

自律神経がバランスよく働いて健康な状態のときには、白血球（血液1ミリリットル当たり4000〜6000個含まれている）の中のリンパ球と顆粒球のバランスは、顆粒球が約54〜60％、リンパ球が約35〜41％、単球（組織中でマクロファージとなり、異物情報を伝達したり、免疫活動などで死んだウイルスや細胞の死骸等を掃除したりする働き）が約5％という割合が理想的だそうです。

このバランスの状態であれば、血流がよく、さらに理想的な体温（約36・5度）であれば、免疫が十分に働くのです。

体温が理想的な状態に近い値なら、白血球も正常に機能、つまり免疫力が備わっているので、たとえ病因が生じても早く処理することができます。

自律神経は免疫の司令塔

前項で解説したように、自律神経は白血球の働きをコントロールしているのですが、これはつまるところ、健康的な生命活動に密接な関係がある「免疫」にも大きな影響を与えているということになります。

病気から体を守る免疫システムはすべての人に備わっていますが、このシステムがあるおかげで、体外からの侵入者（細菌やウイルス）や体内の異物から体を守り、病気を未然に予防し、病気になっても早期に治癒し、健康で過ごすことができます。

免疫で直接働いているのは白血球（顆粒球、リンパ球、単球）ですが、その大元の司令塔は自律神経です。

自律神経は、体がさまざまな条件下にあっても常に一定の状態（恒常性＝ホメオスタシス）を保つようにバランスをとっています。

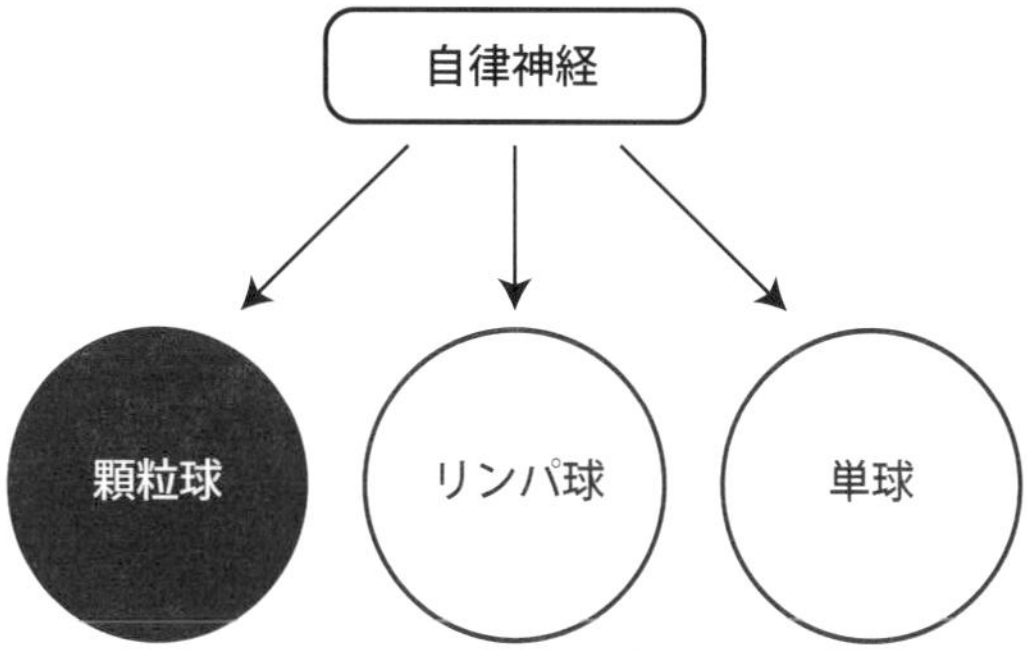

交感神経と副交感神経は組織を刺激し、体温や血流などのエネルギー生成までも調整しています。

当然、その司令は免疫を直接担っている白血球にも伝わります。白血球の中の顆粒球やリンパ球、単球は、自律神経の司令に応じて免疫活動を行います。

さらに、白血球の仲間同士の間にはサイトカインという情報伝達物質がありますが、自律神経はそれらにも働きかけたり、免疫系だけではなく、ホルモン系やエネルギー生成系にまで働きかけて、全身約37兆個もある細胞の働きをすみずみにわたって調整している大元の司令塔なのです。

自律神経の乱れ——性別と年齢による違い

女性の場合、特に出産後のホルモンバランスが崩れることが多いのですが、これも自律神経の乱れによるものです。

出産という強烈な肉体的・精神的なストレスで自律神経が乱れ、ホルモンバランスが崩れるのは想像できます。

加齢で自律神経は乱れる

自律神経の乱れを引き起こすのは、強いストレスや不規則な生活習慣、あるいは気候などの環境変化によるものだけではありません。加齢も自律神経の働きに大きく影響するようです。

順天堂大学医学部教授・小林弘幸氏は次のように述べています。

「10～20代の若い頃は副交感神経の働きが高いため、多少の無理や夜更かしをしても、ひと晩休めば疲れをリセットすることができます。

～中略～

男性では大体30代半ば頃から神経や筋肉に十分な栄養が供給されにくくなり、体力や筋力の衰えが目立ち始めます。

事実、男性トップアスリートの引退も、この年代の前後に集中。

副交感神経の衰えが身体機能に影響を及ぼしていることは明らかです。女性では40代以降、心身に様々な不調を感じやすくなります。のぼせやめまい、動悸やイライラといった更年期特有の症状は、この時期にホルモンバランスが大きく変化することにより起こると考えられています」（小林弘幸著『眠れなくなるほど面白い 図解 自律神経の話』日本文芸社、２０２０年）

自律神経は自分ではコントロールできませんが、加齢によって以上のようなことがあると知っておけば、無理せずセルフケアすることが大事だとわかるでしょう。

熱と自律神経の親密な関係

熱は、自律神経を安全に強力に調整できる、とても優れたエネルギーです。

もしあなたの不調が、医師に診てもらっても改善しないのなら、その原因は自律神経の不調です。

不調のままでは、普通の生活を続けることがとても辛くなってしまうので、おそらくこれまで、いろんな方法を試してきたはず。その方法で、改善する人もしない人もいるかと思います。

私がいままで提唱してきた温活の方法で、「改善しました！」という声も多く聞きます。それはそれで嬉しいのですが、中には全く改善しない人がいることも事実！

そこで私は、同じ温めるという熱でも、自律神経を動かす熱の力によって、「改善力」に大きな差が出るのではないかと考えたのです。

一般的な「温活」療法は、熱い！というほどのレベルではなく、「あったかい・心地よい」というレベルの熱です。

自律神経の不調が原因の体の辛さは、ほとんどの場合、精神的・肉体的ストレスの持続による交感神経の緊張です。

それが人の体の免疫系や内臓代謝の正常な働きを鈍らせて、やがて医療機関では解決できない辛い不調になっていくのです。

熱のレベルを上げてみる

「あったかい・心地よい」という温活レベルの熱の力で改善してしまうのなら、それでよし。

しかし、改善しないなら、「熱のレベルを上げたらどうか」という私の新しい発想です。

心地よい熱は、じんわりと体に響き、それはリラクゼーションとなり、副交感神経を優位にするでしょう。問題は、その熱レベルでは、「じんわり体に響かない」人もたくさんいるということ。

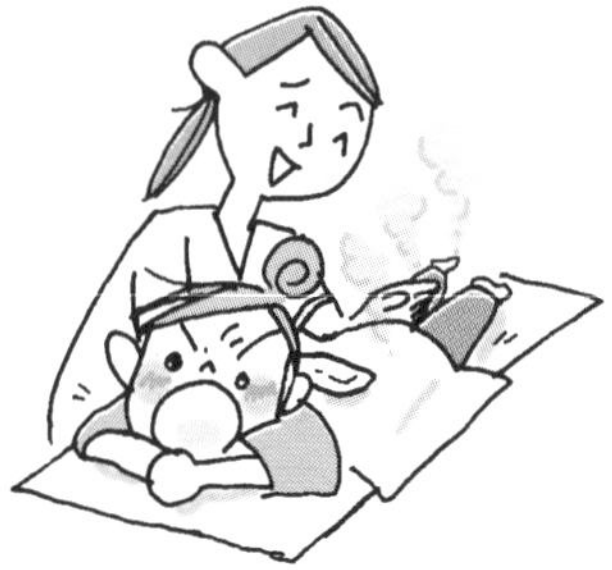

43度以上の「熱いっ」熱刺激
で交感神経が刺激される

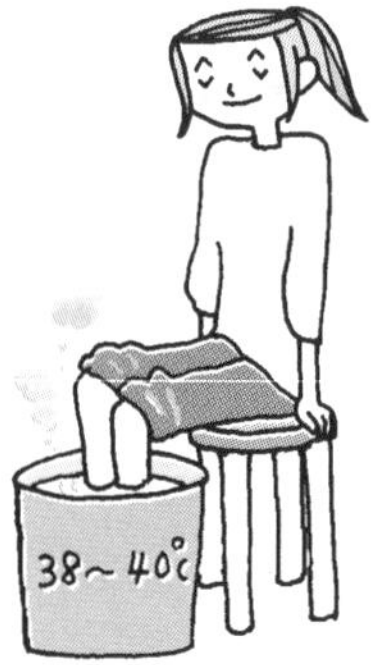

「あったかい」レベルの温活で
副交感神経優位になりリラックス

それでは、「もっと熱い熱」ならどうでしょうか。

心地よい熱で、簡単に副交感神経を優位にすることができないのなら、「人が熱いと感じる43度以上の熱刺激」を温活に応用できれば、衝撃的な力のある「温熱療法」になるはずです。

交感神経を刺激することの有効性

一般の人があまり理解しにくいのが、自律神経の実際の働きです。

「自律神経の働きが体の健康維持にとても大事だとは聞いているけれど、うっすらとしか理解していない」

体の機能が正常に働いてくれるようにコ

ントロールしている超重要な神経なのだけれど、あまりにもその働きの範囲が大きいので、よくわからないのです。

自律神経の働きについては、たくさんの書籍や雑誌などで紹介されているので、いまさら同じようなことを書いても無駄になります。

この章の最後にお伝えしたいのは、ストレスに近い、熱いくらいの熱の力です。副交感神経をしっかりと働かせるためには、まず交感神経を刺激することの有効性です。

自律神経は、交感神経と副交感神経の調和・よいバランス関係で成り立ちます。よいバランス関係は、呼吸を整え、質のいい睡眠を生み、肝臓も腎臓も消化管も機嫌よく働いてくれます。免疫のバランスもとてもいい具合に調整してくれるので、免疫が原因の病気にもかかりにくくなるでしょう。

多くの温活の方法では、副交感神経を刺激することを目的としますが、調和できなくなった自律神経には、「交感神経をビシッと刺激できる」火傷しない寸前の瞬間的な熱が有効です。

自律神経は、交感神経・副交感神経のどちらかに強く傾いた状態ではいられないという特徴があります。ですので、副交感神経をきちんと働かせて、不調を改善するためには、一時的に強く交感神経を刺激すればいいのです。

その結果、「自律神経反射の法則」に従って、必ず副交感神経が活発に働いてくれるという結果に繋がるのです。これが、熱と自律神経の超親密な関係のロジックです。

第4章　毎日の「温活」で〈冷え〉をとる

「温活」は自律神経の乱れを正常にする

第3章で「自律神経は基本的に自分でコントロールできない」と述べましたが、自律神経に直接働きかけることはできなくても、自律神経のバランスを保つことは可能です。

病気にならずに健康な生活を送るためには、「バランスのよい食事」「適度な運動」「質のよい睡眠」、そして「ストレスをためない」といわれますが、つまるところ毎日の生活習慣が重要ということです。

しかし、生活習慣を改めることほどじつは難しいことはないのです。これだけ生活習慣病が多いにもかかわらず一向に患者さんが減らないのは、生活習慣を変えるよりも、医師が処方するクスリを服用して、悪くなっている症状や数値を改善すればいい、と考えている人が多いのかもしれません。

これは根本的に間違っています。生活習慣病の多くはクスリでは治らないからです。生活習慣病を治す最良の方法は生活習慣を適正にすることにほかなりません。

生活習慣の乱れは自律神経の乱れに直結します。睡眠不足や夜更かしは交感神経を高める原因になり、また食生活の乱れも要注意です。食事の時間が不規則だったり、栄養バランスに偏りがあったりすると、自律神経のバランスも崩れやすくなります。

運動も効果的です。緊張やストレス過多で交感神経が高まっているときは、体操やストレッチなどの軽い運動をするだけでも血流がよくなり、肩こりなどの不調が改善されます。仕事や家事にやる気が出ないときは、背筋を伸ばしたり、手を大きく振って早足で歩いたりすると、交感神経が適度に高まります。

不定愁訴のある患者さんは、医師から「ストレスをためないようにしましょう」とよくアドバイスされることがありますが、ストレスの多くは人間関係にかかわることなので、自分ではどうしようもない側面もあります。

毎日の生活習慣を改めることは難しいかもしれませんが、たったひとつだけやってほしいことがあります。それは「温活」です。温活をするだけで自律神経を直接調整し、さまざまな疾病や症状を大きく改善することができるからです。

「温活」で、血流改善、自律神経調整、免疫力向上を実現!

基本的に自律神経をコントロールすることはできませんが、〈冷え〉が自律神経を乱しているならば、温活してその〈冷え〉を取り除けば、自律神経は正常に働いてくれることになります。まさに「原因と結果の法則」です。不調の原因となっている〈冷え〉を克服すれば、その結果として体調はもとどおりになっていきます。

「体質だから仕方がない」「ホルモンバランスが悪いのかも」「加齢かな?」と思っている悩みや不調があるなら、まずは温活してみましょう。

第3章で述べたように、酵素は、深部体温が38度前後で最も活発に活動します。この体内温度を維持するには、体温は36・5~37度がベストです。平熱がこの間になるように温活していきましょう。

わたしがすべての患者さんに温活をすすめるのは、これまで述べてきたように、〈冷え〉は血流を悪化させ、自律神経を狂わせ、代謝や免疫を大きく低下させるからです。「血流悪化」「自律神経失調」「代謝・免疫低下」――この3つの因子はすべての疾病にかかわっているものです。したがって、適切に温活をすれば、この3つの因子がすべて改善され、結果としてありとあらゆる疾病や症状の改善に大きく寄与するのです。これほど〝効くクスリ〟はほかには見当たらないでしょう。

血管は冷えると収縮しますが、温まると拡張します。冷えて固まった脂肪も、温まれば溶け出します。血液もドロドロからサラサラに改善すれば、血流が回復。すると代謝も上がり、さらに体が温まるという好循環が生まれます。きちんと酸素と栄養が行きわたり、老廃物を回収するスムーズな血液循環になれば、不調はすーっと消えていくでしょう。

また、体に適度に熱を加えると、リンパ球の数が増えます。リンパ球の数は、免疫力を表す物差しのひとつ。つまり、体を温めると免疫力が上がるということです。

さらに、傷んだ細胞や異常細胞を修復するたんぱく質であるヒート・ショック・プロテイン（ＨＳＰ）も産生するのです。以下に、誰でも、すぐに、簡単にできる温活の方法を紹介します。ぜひ参考にしてやってみてください。

「温活」でHSPを増やす

第1章で傷ついた細胞を修復するタンパク質としてヒート・ショック・プロテイン（HSP）を紹介しました。HSPは体温より2度くらい高い刺激で効率よくつくられます。これを意図的にできるのが「冷えとり入浴法」です。

HSPは42度の風呂に10分浸かるとよいという説もありますが、42度の短時間の入浴より、40度で長めの入浴をしたほうが、より多くのHSPが産生され、しかも日持ち（2日後も維持）することがわかっています。

42度の入浴は5分後に血圧を急上昇させ、それがヒートショックによる脳卒中などの原因となってしまいかねません。温めも高温かつ急激だと弊害になってしまうことがあるのです。

過ぎたるは及ばざるが如し。温活は「気持ちいい」がキーワードになります。

温活は「気持ちいい」が判断基準

万人に共通の健康法はありません。わたしたちは一人ひとり違います。

本章では、わたしがこれまで医師としての経験と漢方医学に基づくさまざまな「冷えとり方法」を紹介しています。ほぼすべての人にとって有益なものであると確信していますが、向き不向き、好みもありますし、その効果は一定でないことをご理解ください。

ただ、ひとつの評価基準として、その温活が「気持ちいい〜」ものであるかどうかが重要です。

強烈な痛みとか、長時間耐え続けなければならないとか、「不快」を感じるものであると、そもそもやってみようという気になりません。ですから、本章で紹介する温活はおおよそ「気持ちがいい」ものばかりです。

ただし、全部をやる必要はまったくありませんし、「これさえやっておけばよい」という唯一無二もありません。

養生というのは、快適に暮らすためにすることです。やってみて気持ちがよければ、体調がよさそうならば、それはあなたには「効いている」ということです。

その温活が自分に合わなければ、ほかの温活方法をやってみるといいでしょう。判断基準はあなた自身の「気持ちいい」です。

自分の体調が今どんな感じなのか――それを知る方法のひとつとして、朝、起きぬけに体温を測ってみるのをおすすめします。

理想の平熱は、免疫力もアップする36・5度以上です。この体温を基準値として、体の体調の状態を知ることができます。

温活ですぐには体温が上がらないかもしれません。冷えとりは、即効性のある人もいれば時間のかかる人もいます。

まずは「気持ちいい」と感じたものを続けてみてください。

そうして「気持ちいい」がひとつふたつと増えていけば、体調にも変化が見られますし、何よりもそれは症状が改善している証拠なのです。

「首」と名のつくところを温める

首、手首、足首は、皮膚のすぐ下を動脈が通っています。

体温は血流で決まります。血流がよければ上がり、悪いと下がるので、血流の多いところを温めると効率よく体全体が温まります。

そこで、血流の多い動脈を温めると、全身を効果的に温めることができます。首、手首、足首は、皮膚のすぐ下に動脈が通っているので、ふだんは衣服で覆う、こまめに動かして血流を促すなど、工夫してみるとよいでしょう。

暑いとき、冷やしたタオルとかペットボトルを首に当てるとその部分がひんやりするだけでなく、冷気はすぐに全身に伝達されて、「冷たくて気持ちいい」状態になります。その反対もしかりで、寒いとき、温かい蒸しタオルを首に当てると、その温かさは全身に伝わり「温かくて気持ちいい」状態になります。

寒い冬に厚着をしなくても、マフラーやネックウォーマーを首に巻くだけでも、効果的に温めることができるのは、首に太い動脈が流れているからです。

神経系も首に集中しています。

手首、足首も同様です。

膝から下を足湯につけるだけでもすぐに全身が温かくなります。冬場はレッグウォーマーをはいていると、足先はずっと温かい状態で、血流もよくなります。

血流が多いのは、筋肉の多いところです。

下半身は太もも、腰、お尻、上半身は二の腕です。さらに、お腹は大切な臓器が集まっていますから、昔の人はお腹が冷えないよう腹巻をしましたが、これも効果的です。

それでは、以下に具体的な温活方法を紹介していきます。

自分に合ったもの、やりやすいもの、気持ちいいものから試してみてください。

温活グッズを上手に使う①

腹巻の嬉しい効果

お腹には胃や腸、腎臓、子宮に卵巣など大事な臓器が集まっています。内臓の冷えはすぐに各臓器に影響します。

マフラーやネックウォーマーだけで首～全身を温める効果があるように、薄手のタイプでも腹巻1枚で驚くほど温かく、身に着けると安心感を得られます。

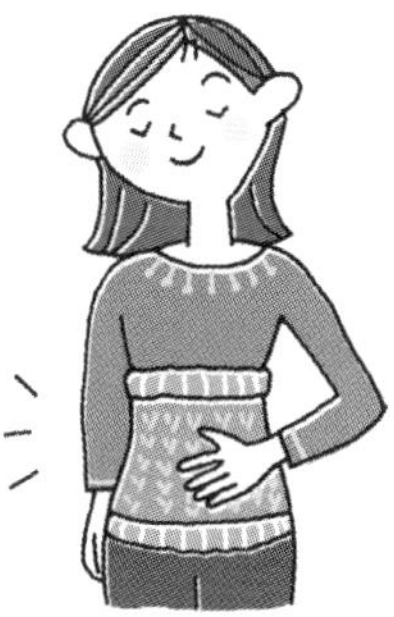

何枚もの服を着るより、ぜひ腹巻を試してください。特に薄着になってクーラーなどで室内が寒くなる夏は、腹巻は効果的です。

生理痛や便秘も、腹巻で緩和することが少なくありません。

お腹を温めることは基礎代謝の底上げにもなります。

使い捨てカイロを肩甲骨の間と仙骨付近に貼る

手足が寒い。ひざが寒い。そんなとき、その部分を温めるより、肩甲骨の間と仙骨付近に使い捨てカイロを(下着の上から)貼ると効果的です。

肩甲骨の間は血管の中で最も太い動脈である大動脈が通っています。大動脈を温めれば、温まった大量の血液が全身をめぐります。仙骨は骨盤の真ん中にある背骨の土台。このあたりに副交感神経の中枢があります。温めると毛細血管も開いて全身の血行を促進します。

ただ、一般的な使い捨てカイロの温度は60~65度。やや熱過ぎるので、低温やけどには要注意。40度ほどの低温タイプを選ぶと安全です。

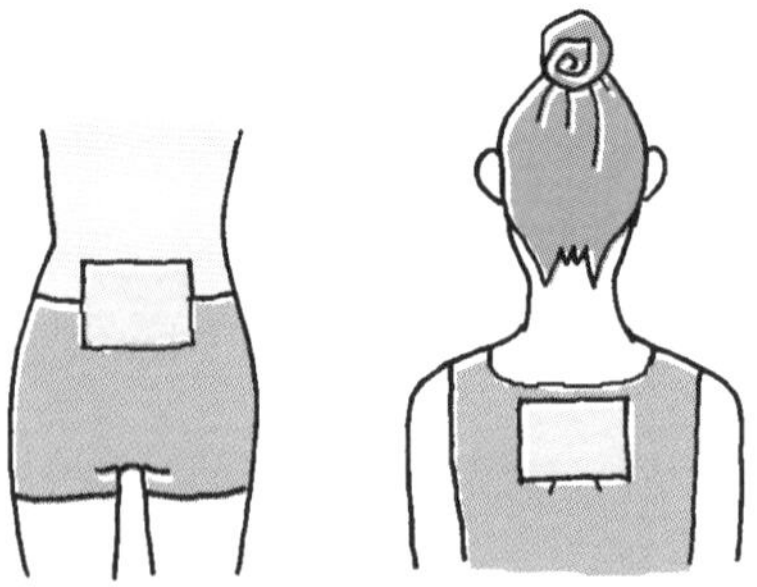

仙骨のあたり　　肩甲骨の間

温活グッズを上手に使う③

パソコンやスマホの疲れには蒸しタオル

現代は、仕事などで長時間パソコンやスマホを使っている人が大変多く、眼精疲労や肩こりのある人が急増しています。

「ちょっと疲れたな〜」と思ったときには、蒸しタオルを使うとよいでしょう。濡れタオルをレンジでチンするだけで、すぐに用意できます。

蒸しタオルで頸動脈のある首を温めると全身に温かい血がめぐり、短時間でパァ〜ッと温まります。

眼球を動かす神経は、自律神経の副交感神経です。

目元を温めると目の疲れが緩和するほか、目元から上半身にかけての血流がみるみる改善され、短時間で上半身が温まるのです。

昼間も夜間も湯たんぽを使ってみる

腸は、腸内菌（乳酸菌やビフィズス菌）の助けを借りて、糖やタンパク、脂肪などの栄養素を見分け、膵臓や肝臓に指令を出すとともに、ビタミンやホルモンを合成したり、免疫物質をつくったりします。

この腸の働きは脳から独立して行われていることから、「第二の脳」ともいわれています。

リンパ球の約6割が小腸に集まっているので、お腹を温めると免疫力がアップします。反対に、お腹が冷えていると、前述のような重要な活動が停滞しますから、「温活」は「腸活」に大きなプラスになります。

お腹を温めるには、湯たんぽがエコで効果的。

短時間ですぐにポカポカになります。湯たんぽは冬場の就寝時によく使いますが、昼間もぜひ活用してください。

熱湯にすると低温やけどのリスクが高まりますから、70度くらいのお湯にするとよいでしょう。

湯たんぽは、必ず厚手のタオルとか専用ケースでくるんでください。

それをお腹に当てます。お腹が温まってきたら、太もも、腰、お尻と移動させてください。

温まり過ぎて汗をかかないようにしましょう。

汗をかいてしまうと気化熱で逆に冷えてしまうからです。汗をかかない程度にいろんな部位に動かして温めるのがポイントです。

日中の使用には、持ち運びしやすい小さめのものが使い勝手がよいでしょう。手軽にペットボトルを湯たんぽにするのもよいでしょう。

夜間の湯たんぽは、就寝前にあらかじめ首や肩の位置に置いておき、就寝するときに足元に移動させておくとよいでしょう。

そうすれば首、肩、足首などが一度に温かくなるので、全身気持ちいい状態になり、すぐに眠りに入れます。

湯たんぽは朝まで温かいので、とても経済的な温活グッズです。

エアコンの調節よりもカーディガンを活用

夏なのに「寒い」と訴える人が増えています。

意外に思うかもしれませんが、エアコンの普及で、夏でも寒い室内が多くなっているのです。酷暑が続いている昨今は、冷房を強くする傾向にあります。

オフィスでは「寒い」と感じる人と「暑い」と感じる人がいて、エアコンの設定温度でもめたりしていませんか？

こういう場合は、夏も冬も脱ぎ着しやすい羽織ものを1枚持っておくことです。ブランケットやショールでもいいでしょう。

さっと体を包んだり、ぱっと脱いだりできることが大切です。

特に夏の冷房は、人によってはストレスにさえなってしまうことも。

薄着の季節は首が無防備になっていることも多いので、1枚羽織るものがあれば安心です。

温活グッズを上手に使う⑥

重ね着よりインナーやスパッツ、レギンス

冷えとりの服装の基本は、「上半身は薄く、下半身は厚く」がポイントです。

これは「上は薄着して」という意味ではありません。「下半身が冷えやすいので重点的に温めて」という意味です。下半身は心臓から遠く、暖気は上のほうに行くので単純に冷えやすいのです。


体は冷えると脂肪をつけて守ろうとします。

スパッツやレギンスで太ももやお尻を冷やさないようにしましょう。

夏はTシャツの下に1枚インナーを着ると汗を吸い取ってくれます。

素肌にTシャツ1枚は禁物です。腹巻とキャミソールなどを必ず1枚Tシャツの下に着てください。

保温にもなり、汗の吸収にもなります。

５本指くつ下で足指を温める

５本指のくつ下をはいている人はまだ少ないようですが、５本指くつ下は、通常のくつ下に比べて足指が締めつけられず、指の間の汗を吸い取ってくれることが大きなメリットです。

漢方医学でいうと、足指のあいだには、「八風《はっぷう》」というツボがあり、ここが刺激されることで、滞りがちな足先の血流がぐんぐん促されるので、足先までが温かくなります。足の指の間やつけ根が刺激されて血行がよくなるほか、足の指のムレを防ぎ、不快なにおいや水虫の予防・改善にも有効なのです。

そのほか、外反母趾や扁平足などの予防・改善にも有効です。

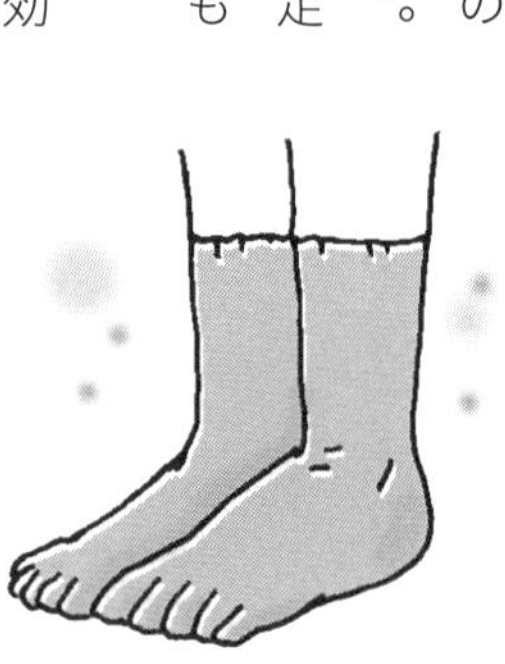

温活グッズを上手に使う⑧

足裏マッサージはゴルフボールで刺激する

足裏が刺激されると、滞りやすい末端の血流が促され、心臓へと戻る血のめぐりが回復します。

足の裏には、内臓や体の各器官が反射投影されているという「反射区」があります。ツボによく似ていますが、ツボが点でとらえるのに対して、反射区は面でとらえます。

ゴルフボールにある凹凸は、これらの刺激にちょうどよく、足をのせてゴロゴロと転がせば、末端の血流が回復します。

殻つきのくるみでもかまいません。くるみは手で軽く握っているのもおすすめです。くるみの殻のゴツゴツ感がほどよい刺激になって手先の毛細血管の血流を促し、冷えはもちろん、肩こりや慢性的な頭痛にも効果的です。

また、手や足にマヒがある人のリハビリにも有効です。

三角タオルで血流の滞りを防ぎ〈冷え〉を解消

座っているだけなのに疲れることがありませんか？

ふつうに座っていると、無意識のうちに骨盤が寝てしまい、脊柱がちゃんと立ってくれません。

長い時間こうした状態が続くと、体がゆがみ、心臓に戻る血流が悪くなります。心臓から出てくる血流も悪くなるので、体は冷え、こりやむくみが始まるのです。

こんな血流の滞りには、イスとお尻の間に三角タオルをはさみます。三角タオルは、家にあるフェイスタオルを次ページの折り方に従って三角に折るだけ。この三角タオルをはさむだけで骨盤が寝るのを防ぎ、姿勢のゆがみがとれます。血流の滞りを防いで、体もポカポカしてこりもなくなります。

デスクワークの多い人はぜひ試してください。

三角タオルの折り方

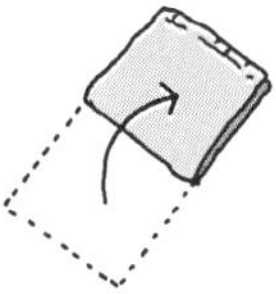

❶フェイスタオルをタテに置き、半分に折る。

❷さらに半分に折る。

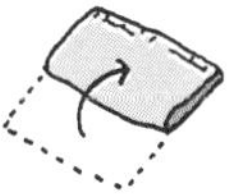

❸今度はヨコ半分に折り重ねる。

❹対角線に沿って山型を作る。

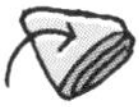

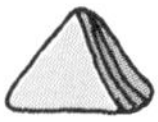

❺三角形の頂点と頂点が重ならないように少しずらす。

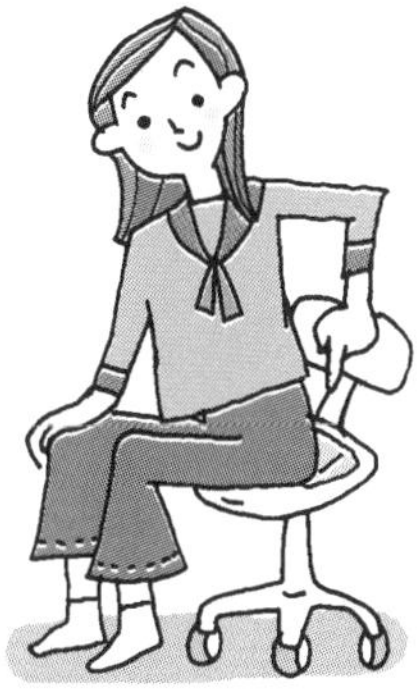

お尻に差し込む位置は、お尻の後ろ側であれば、気持ちいいと感じるところでOK！

冷えとりの飲食──鉄則は常温以上のもの

口に入れるものと体内の温度に差があると、体に負担がかかります。

消化にエネルギーが必要になり、その間、体内のほかの活動が手薄になって免疫力も低下します。

内臓の温度は37〜38度くらいです。

冷蔵庫の中は一般的に2〜6度。冷蔵庫を開けて、冷やしておいたペットボトルの飲料を飲むと、その温度差は約30度。

内臓にストレスがかかるのは当然です。

冷蔵庫内の温度環境は自然界にはあまり存在しません。自然界にない冷たさは、体を冷やします。

まずは冷蔵庫から出してすぐに口に入れるのは避け、できるだけ常温以上の食べ物を食べることから始めてみましょう。

食生活で体を温める②

朝起きたら、まずは白湯を1杯

朝起きて、冷蔵庫を開けて、冷やした水とかお茶、ジュースを飲む。それを白湯にしてはいかがでしょうか？

寝起きは全身の動きが鈍くなっています。内臓も同じです。

内臓に冷たいものが流れるといいことはありません。温かい白湯が流れると胃や腸が元気に目覚め、働きが活発になります。

その効果は便秘の改善に顕著ですが、体温と代謝の全体的な底上げにつながります。

温かいものを飲むと副交感神経にスイッチが入るので、リラックス効果もあります。

夜寝る前に、水分補給を兼ねて白湯を飲むのもよいでしょう。

ただし、むくみがある人は飲み過ぎないように。

ショウガは温活の最強食材

漢方医学の古典には、食材には「寒熱温涼」の「四気《しき》」があると書かれています。「四気」は別名を「四性《しせい》」といい、食材が体内に入ったときの寒熱性を表したものです。大きく分けて、「寒性・涼性」の食材は体を冷やし、「熱性・温性」の食材は体を温めます。どちらでもない「平性」の食材を加えて「五気五性《ごきごせい》」ともいいます。

温熱性の食材の代表といえば、生姜です。

昔ながらの生姜湯にしたり、薬味として料理に足したりなど、食物の用途は幅広く、炒め物には必ずといってよいほど生姜は必須の食品。温活の最強食材といってよいでしょう。少量で抜群の効果を発揮します。

食生活で体を温める④

色の濃い食材は体を温める

食材の四気（四性）によると、まず、赤・黒・橙色など色の濃い食材は、温め食材です。黒ごま、にんじん、みそなど。脂肪の少ない肉（赤身）はだいたい温性。魚では鮭やエビなどです。

反対に白っぽいものは冷やす食材が多いようです。白砂糖、もやしなど。

ただし、トマトは赤でも冷やす食材で、チーズは白ですが温める食材などの例外もあります。

なので、しっかり覚えなくてもいいですが、「肉や魚はだいたい体を温める食材」「白パンより黒パン、白ごまより黒ごま、白ワインより赤ワイン」と覚えておきましょう。

旬の野菜を食べるのは理にかなっている

スーパーに行けば季節を問わずたいていの野菜が手に入りますが、本来、旬には旬のよさがあります。

夏の野菜は、暑くてほてっている体から熱を奪って冷ましてくれます。

反対に、冬が旬のねぎ、かぶ、りんごなどは体を温めます。

ただし、冬野菜でも白菜は例外。水分が多いので体を冷やします。先人の知恵で、熱々の鍋とのバランスをとっていたのです。

秋・冬が旬の食材、寒冷地が原産の食材は体を温めるものが多く（東北で採れるりんご、さくらんぼ、北の海で漁獲される鮭、鱈などは体を温める食材）、反対に夏野菜や南国の果物などは水分が多く体を冷やすといった性質を持ちます。

食生活で体を温める❻

根菜類は体を温める

ごぼう、じゃがいもなど、地中で育つ野菜は、体を温めてくれます。根菜類、いも類などですが、例外もあり、大根は根菜類で、しかも冬野菜ですが、水分が多いので冷やす食材なのです。

けれども、大根はたくあんやぬか漬けなどの漬物によく使われます。塩は体を温める食材なので、大根もたくあんになると温め食材に変わるのです。

塩は体を温める性質を持ち、上手に活用すると、冷やす食材も温め食材に変わります。

野沢菜の漬物は長野が産地として知られますが、寒い地方には塩辛いものが多いといった特徴もあります。これは、塩が体を温めるという性質を利用して、厳しい寒さに耐えてきた生活の知恵なのです。

薬味、スパイスの温めパワー

これまで温める食材と冷やす食材を紹介してきましたが、体を冷やす食材は食べないほうがいいということではありません。

体調にもよりますが、冷えて不調が続くようなら冷やす食材の量を考える、一時的に控える、食べ方を変えてみる、などの工夫が必要です。

冷やす食材でも、温めパワーの強い薬味やスパイスをうまく利用すると、冷やすと温めのバランスをとってくれるわけです。先述の漬物もそうです。

わかりやすい例がキムチ。

白菜は冷やす食材ですが「塩＋とうがらし＋にんにく＋魚の塩辛（これは旨味と塩分）」で、温め効果の高い食材になっています。ただし、過度に辛くて汗をかくほどになると体を冷やしますのでご注意を。

食生活で体を温める⑧

冷やす食材も加熱すればOK

冷えとりの観点からすれば、サラダより温野菜、冷奴より湯豆腐のほうがよいことになりますが、その選択は体調次第です。

体を冷やす食べものも加熱調理をすれば、体を温める食べものに変わります。

例えば、豆腐は体を冷やす食材ですが、湯豆腐にすれば体を温める食べものになりますし、トマトやレタスなどの野菜は生で食べれば体を冷やしますが、スープにしたり、炒めたりすれば体を温めます。

漢方医学では食べものに宿るパワーを「水穀《すいこく》の気《き》」と呼びます。植物には太陽や大地など自然のエネルギーが集まっているので、野菜を食べることは、これらのエネルギーをもらっているということになります。

体調を見直して、冷えているなら温野菜、熱がこもっているならサラダとするのが賢明な判断でしょう。

気をつけたいお茶とコーヒーの飲み方

毎日のように飲むお茶やコーヒー。そこに含まれているカフェインは血管を収縮させます。

コーヒーのカフェイン含有量は断トツなので、飲み過ぎや飲む時間帯には注意してください。お茶の場合は、緑茶より紅茶、紅茶より黒茶、発酵の度合いが高いものほど体を温める作用も高くなります。

コーヒーを飲むときに要注意なのは、白砂糖が体を冷やすことです。

一緒に甘いお菓子を食べますが、砂糖たっぷりなので、〈冷え〉の不調がある人は控えましょう。

とはいっても、甘い誘惑にはなかなか……という人は、白砂糖よりも黒砂糖、はちみつを使いましょう。冷やす作用がやや緩和されます。

食生活で体を温める⑩

よく噛んで食べると体温上昇、体脂肪減少

「よく噛んで食べなさい」と昔からよくいわれました。

よく噛むといい主な理由は、①満腹中枢が刺激されて食べ過ぎを防げる、②体脂肪が燃焼して熱が生まれるので体温が上がる、③リラックス効果があることです。いいことずくめですね。

よく噛むことは、自律神経のコントロールにもつながるのです。食事に関してひとつ注意したいのは、「これさえ食べておけばよい」という食材は存在しないということです。

好みの味や食材に偏ると、知らず知らずのうちに、寒熱のバランスに偏りが生じてしまいます。

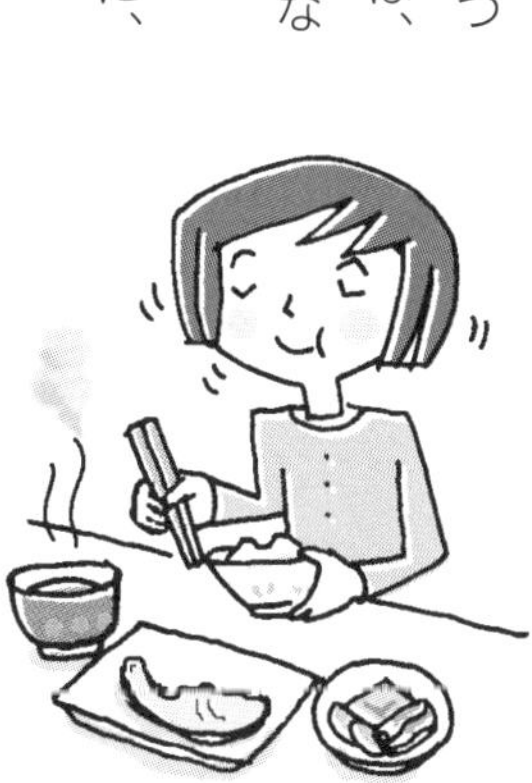

よく歩いてふくらはぎのポンプを機能させる

〈冷え〉の一因は運動不足です。

運動不足↓筋肉減少↓代謝低下＋脂肪増加↓体の〈冷え〉↓あらゆる不調を招きます。

静脈やリンパ管は動脈ほど筋力がないので、血液を末端から心臓に戻すためには足、特にふくらはぎの筋肉のポンプ作用が欠かせません。

歩くことはいつでもどこでもできますが、日々の生活を振り返ってみると、知らず知らずのうちに「歩かない」選択をしていませんか？

目と鼻の先にあるコンビニに車で行ったり、駅でエスカレーター、マンションでエレベーターを使っていませんか？

自分で放棄している運動のチャンスはいたるところにあります。それを見つけて、まずは1日10分以上は歩きましょう。

運動で体を温める❷

筋トレで大きい筋肉を発熱させる

加齢とともに筋肉は減少していきます。

20代の頃から食事の量も生活リズムもたいして変わっていないのに、なんだか最近太りやすくなったし、肌も調子悪い。

これは残念ながら年齢の影響です。「同じ生活」では、筋肉は落ちる一方です。

わたしたちの体の中で、熱をいちばんつくっているのは基礎代謝です。その4割は筋肉が担っています。

ところが筋肉は、20〜30代をピークに下降の一途をたどり、何もしなければ基礎代謝が落ちて体温は下がります。

歩くことは大事ですが、歩くだけでは筋力のアップは図れません。太ももや腹筋、大胸筋など大きい筋肉を中心に筋トレも取り入れましょう。

レジスタンス運動と有酸素運動をうまく組み合わせる

運動には、ウォーキングやランニングなどの有酸素運動と、筋トレなどのレジスタンス運動があります。

脂肪を燃焼するのが有酸素運動。筋肉を増やしたり筋力を向上したりして、基礎代謝を上げるのがレジスタンス運動。

基礎代謝が上がれば脂肪は燃えやすくなるので、先にレジスタンス運動、続いて有酸素運動の順番が効率的です。

女性は、もともと筋肉量が少ないので、加齢に伴い意識して筋トレしましょう。

筋トレは1日おきなど週3回ぐらい、ウォーキングなどの有酸素運動は毎日が理想ですが、いずれも1週間に1回でもやらないよりはまし。

「毎日やる！」と張り切り過ぎずに、まずは始めてみることです。

運動で体を温める④

ポールウォーキングで筋トレ、ストレッチも一気に

スキーのストックの先端部分をゴム製のボール状にしたものがポールウォーキングのポールです。

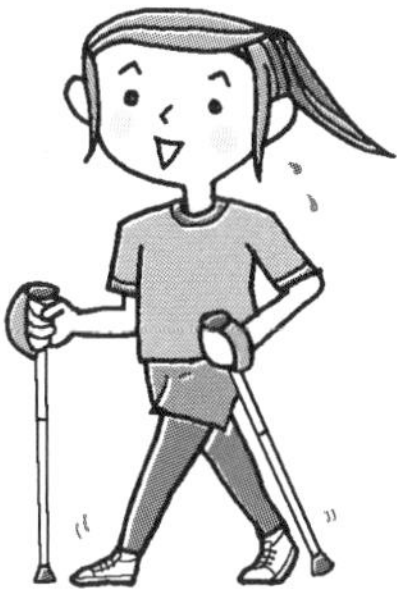

スポーツドクターであり、整形外科医の安藤邦彦氏が考案したものです。

ウォーキングのときに両手にポールを持つことで姿勢が矯正され、短時間で筋力アップ、高い消費カロリーを一度に実現できるすぐれものです。

体をねじる運動も加味されるので、ストレッチにもなります。

これはレジスタンス運動と有酸素運動が同時にできるので、非常に効率的な運動になります。

「肩すぼめ運動」と「肩まわし運動」で血流を促す

パソコンで仕事する人が大変多くなっていますが、これは長時間のデスクワークになり、血液循環が悪化します。1時間に1回は体を動かしましょう。

デスクワークで同じ姿勢が続く人には、「肩すぼめ運動」と「肩まわし運動」の体操をおすすめします。

とても簡単で、こりの予防・改善に効果的です。

どちらも座ったままできます。

最低でも1時間に1回は立って、体を動かしたほうがよいでしょう。

長時間同じ姿勢で座っていることの弊害が指摘されています。

「スタンディングデスク」といって、立ってデスクワークする人も増えています。

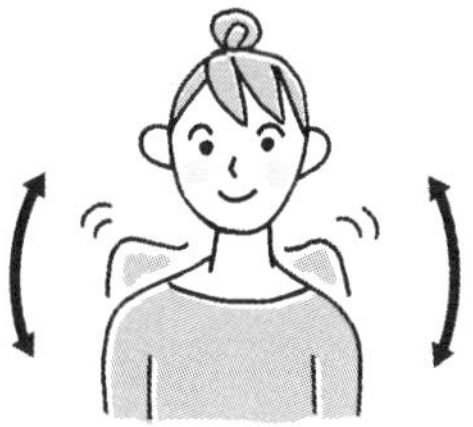

肩すぼめ運動

両肩をすぼめるようにぎゅーっと上に上げる。力を抜いてすとんと落とす。この上げ下げを10回ほど繰り返す。

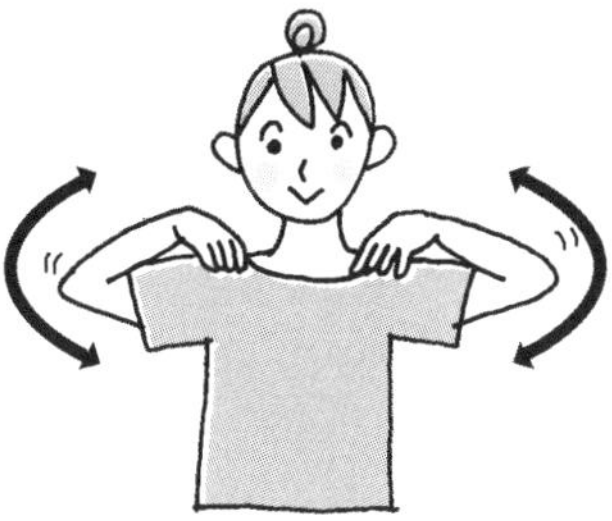

肩まわし運動

両手を肩に添え、ひじで円を描くように前まわし、後ろ回しを交互に行う。10回ほど繰り返す。

足の筋トレで基礎代謝を上げる

テレビを見ている時間、ただ座っているだけではもったいないので、レジスタンス運動で基礎代謝をアップしましょう。

仕事中もオフィスで机の下でこっそりできます。

足の筋トレは下半身の血流が促されるので、疲れやだるさ、むくみの解消にも効果的です。

イスに座り、ひざを90度程度に曲げます。背すじを伸ばし、手はイスに添えるなど力を抜いてください。

左のイラストに沿って、①ひざを伸ばして水平にキープ。②つま先を自分のほうに向けてキープ。③つま先を床のほうに向けてキープ。これを各15秒ずつ行いましょう。

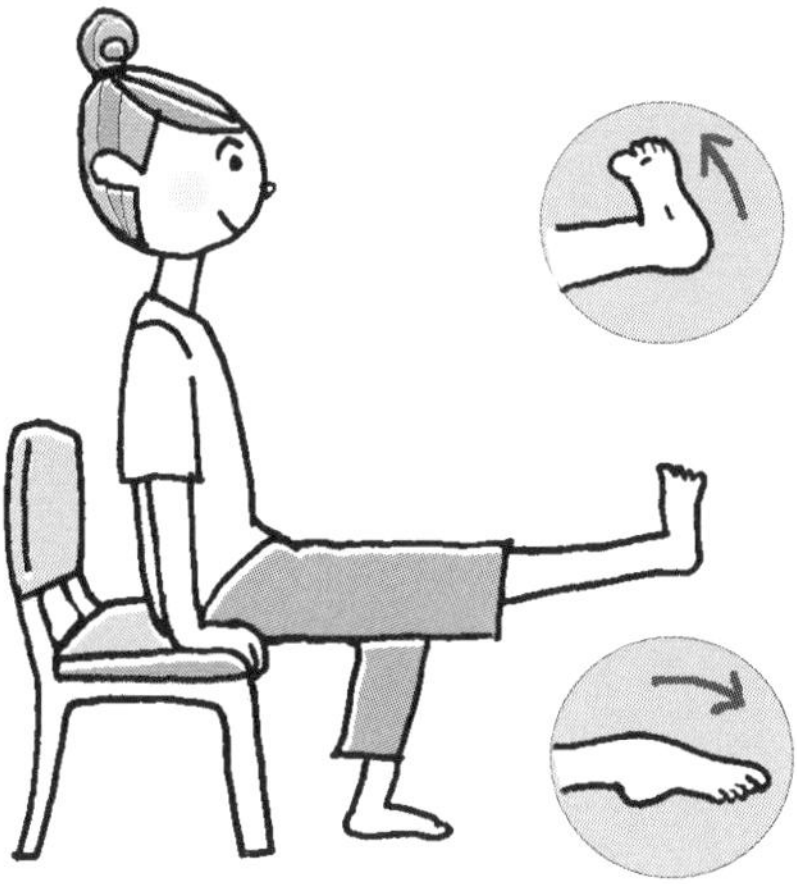

①片足のひざをまっすぐ伸ばし、床と水平にして 15 秒キープ。

②次につま先をできるだけ自分のほうに向けて 15 秒キープ。

③今度はつま先を床のほうに向けて 15 秒キープ。

④反対の足も①②③を同様に行う。

ふくらはぎマッサージで疲れと〈冷え〉をとる

血流が悪くなる一因には、筋肉のねじれがあります。

重力の影響でわたしたちの体は常に地面の方向へ引っ張られています。

また、日常の動作の中でも、個人のクセにより、筋肉は元の位置からちょっとずつずれていきます。

こうした日々の蓄積で、筋肉にねじれが生じてしまうのです。

そこで、1日の終わりには、ふくらはぎのマッサージと一緒に、足首もまわして筋肉のねじれを元に戻してあげましょう。

また、左足の指のあいだに右手の指を交互に入れ、足首をゆっくりまわします。時計回り、反時計回りを5回ずつ。足を入れ替えて同様に行います。

運動で体を温める⑧

〈冷え〉に効くツボを刺激する

漢方医学では、わたしたちの体は「気《き》・血《けつ》・水《すい》」の3つで成り立っていると考えます。

体の中をこの3つがバランスよく循環することで生命は維持されるのですが、「気」が流れる通り道を「経絡」と呼び、経絡の上にあるのが「経穴《けいけつ》」、すなわちツボです。

ツボを刺激すると、この経絡を通じて調子の悪い部分に間接的に働きかけ、体の調子をととのえるのです。〈冷え〉をとるツボは「三陰交《さんいんこう》」と「湧泉《ゆうせん》」です。

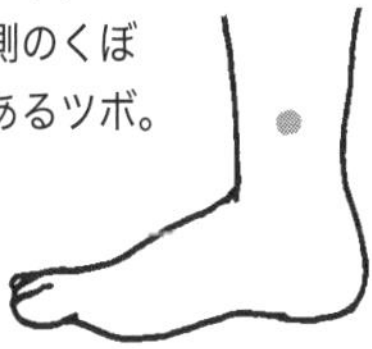

三陰交
内くるぶしの骨の上側ふもとから指3本分上、すねの骨の後ろ側のくぼみの中にあるツボ。

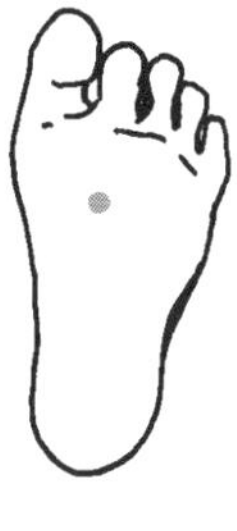

湧泉
足の裏の人差し指と中指の間で足裏全体の3分の1ほどに位置するツボ。

運動で体を温める⑨

「指組み」で末端から血流を促進する

指先は動脈と静脈が切り替わる重要ポイントです。この部分を刺激すると、小さな動きでも全身が温まるのです。重要ポイントなのに、体の末端にあるため血流が滞りやすいポイントでもあるのです。

ここを刺激すると、停滞していた血液が心臓へと戻っていきます。すると心臓から出る血流も増えるので、全身の血行が改善されるというわけです。冷えはもちろん、肩こりやだるさ、疲れの緩和にも有効です。

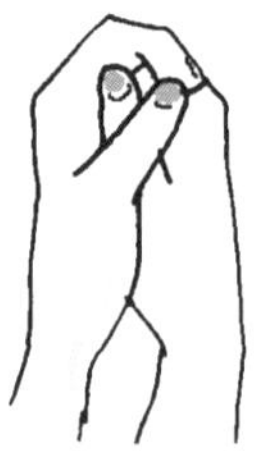

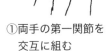

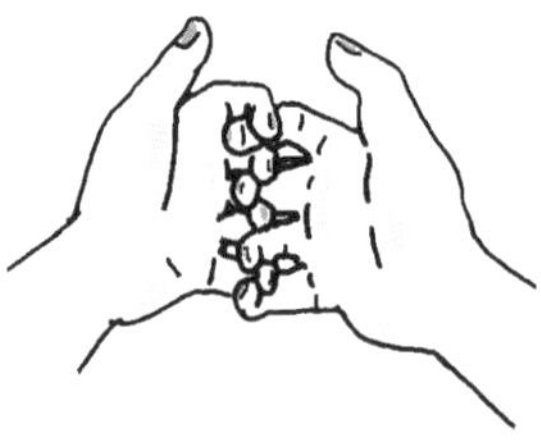

①両手の第一関節を交互に組む

②力を抜き、卵を包むようにそっと手を閉じて親指も組み合わせる。

入浴を工夫して体を温める❶

1日10分、38〜40度のお風呂に入る

日常生活の中で、体を温める最大のカギは「寝る前の入浴」といってもよいでしょう。38〜40度のぬるめのお湯に10分、慣れてきたら30分ほどゆっくりつかってください。ぬるめのお湯は副交感神経にスイッチが入り、体をリラックスさせてくれます。HSPも発生して傷ついた細胞を修復してくれます。

自律神経は40度を境に交感神経と副交感神経のスイッチが切り替わります。40度を超える熱いお湯に入ると、体が緊張・興奮状態になってしまうので、寝る前にはおすすめできません。

疲れも不調も冷えからきます。忙しいとき、疲れているときこそシャワーで済ませずに湯船に入って温めましょう。

手浴、足浴だけでも温活効果が

温活の基本は「気持ちいい」です。忙しくてお風呂に入れないときもありますから、そんなときは手浴・足浴も「気持ちいい〜」ものです。末端の血流が促されるので、気づけば全身がポカポカになります。

足浴は、足の冷えはもちろん、角質やマメの除去、緩和にも有効です。手浴は、指先の冷えのほか、指先が硬くなっている、ささくれや痛みがあるなどの症状の緩和にも有効です。ただし、いずれもねんざなどで腫れて熱がある場合や傷口が出血している場合は避けましょう。

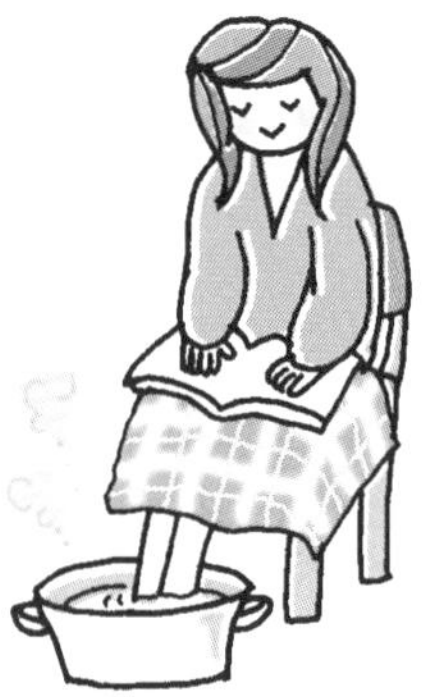

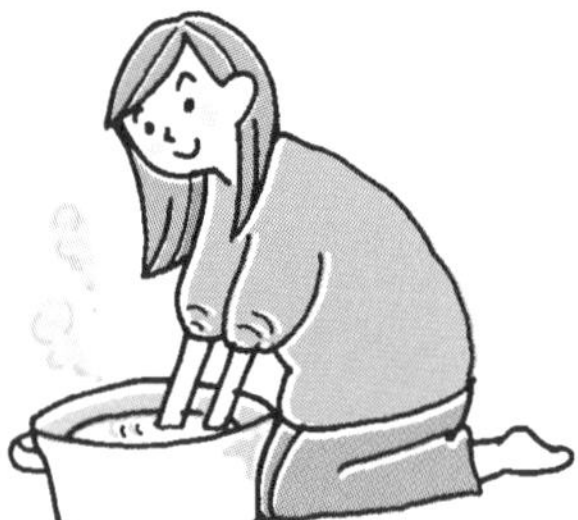

入浴を工夫して体を温める③

入浴後30分以内には寝床に入る

入浴後はすばやく髪を乾かして、15〜30分以内に布団に入るのがベストです。そのためにも寝る時間から逆算してお風呂に入るとよいでしょう。

ポカポカ温かくリラックスした状態で眠りに入ると、睡眠の質が高まります。寒ければ前述した湯たんぽや電気毛布を活用するのもいいでしょう。

ただし、電気毛布は温度を一定に保つため、就寝中に汗をかき過ぎて逆に冷えてしまうので、温めておいて切って寝るなど工夫をしてください。

その点、湯たんぽは自然と熱がゆっくり下がっていくので安心です。

寝るときは、夏冬問わず1枚薄い肌着を着て（汗を吸い取ってくれる）、その上にゆるい寝巻きという重ね着スタイルがおすすめです。

就寝時間のベストタイムは22時

前項で入浴後30分以内に寝床に入るといいましたが、その時間は午後10時頃です。22〜2時に陰気が満ちて体の修復がされるので、この時間に寝ていることが大切なのです。

漢方医学では、日中は陽気が盛んで、夜は陰気が主体になります。

陰気とは、血や水を保つ力です。

陰気は夜になると、主に内臓に集まってくるという性質があり、22〜2時は陰気が満ちる時間です。この時間に必要な修復が施され、疲れを回復したり、病気や感染症に対する免疫力が高められたりするのです。

また、睡眠ホルモンのメラトニンは、明るい光で分泌が抑制されるので、朝は太陽の光をたっぷり浴びましょう。

入浴を工夫して体を温める⑤

サウナの原理を利用した「ひざ下入浴」

サウナは冷水・温水に交互に足をつけることで、交感神経と副交感神経を引き出します。その原理と効果を利用した「ひざ下入浴法」にはさまざまなメリットがあります。

・汗をかきやすい体になる
・気のめぐりがよくなる
・体が元気になる

まず、10〜15℃の冷水にひざ下を1分ほど入れます。次に38〜40℃のお湯にひざ下を5分ほど入れ、それを3回繰り返します。2〜3週間ほど続けると効果を実感できるでしょう。

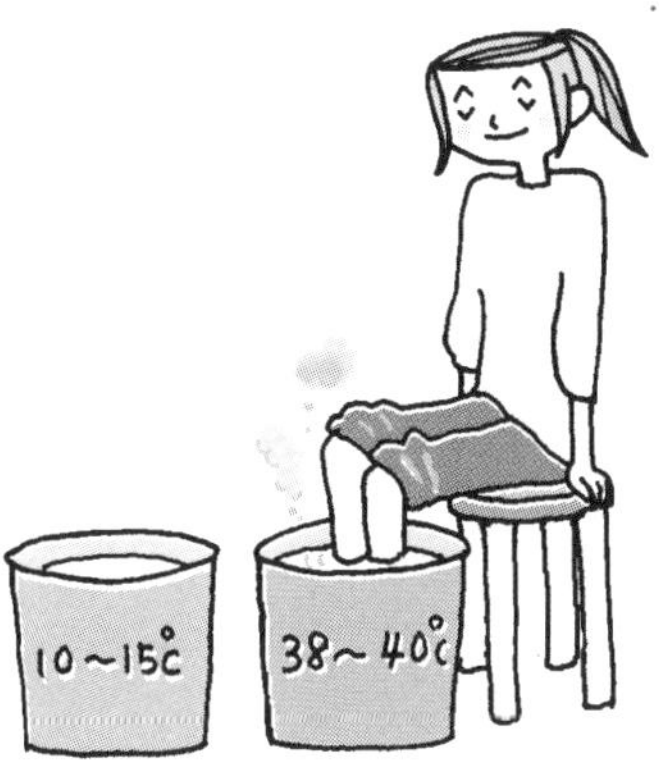

安全で健康的なサウナの入り方

サウナは人それぞれ入浴の好みがありますが、安全かつ健康的なサウナの入り方は、基本的に低温サウナにゆっくり入って、できるだけ早く乾かして寝ることです（つまりぬるいお風呂にゆっくりとほぼ同じ）。高温サウナは逆に冷やしてしまいます。

サウナの後の水風呂を楽しむ人も多いのですが、ギュッと冷えるほどの低温だと体全体に我慢の力が入り交感神経が優位になってしまい、リラックス効果が得られません。

「サウナでたっぷり汗を流したので快適」という方は、熱過ぎ、冷え過ぎ、水分不足には要注意です。

第5章　自律神経をととのえる最良の方法「熱刺激」

熱によって自律神経を刺激する

これまで述べてきたように、「体を温める」ことは、多くの疾病や症状に効き、完治しないまでも症状が大きく改善していくことは間違いありません。

今、自分の体を日々ケアして、未病にしていく「セルフメディケーション」がうたわれていますが、その具体的な方法として、「誰でも」「すぐに」「いつでも」「どこでも」「お金をかけずに」できて、しかも「安心・安全」で、なによりも効果が上がるのは「温活」しかないといってよいでしょう。

この方法をやってみないで、やたらと整体や健康サロンに行ったり、あるいはいろんなサプリメントを試したりする人が少なくないのは、大変残念としか言いようがありません。まずは温活をやってみることです。

もうひとつ、温活で紹介したいのは、「体を温めて自律神経をととのえる」に加えて、「熱刺激によって自律神経を調整する」方法です。

これは、指圧師であった三井兎女子(以下、三井とめ子)さん(1915〜2001年)が開発したもので、本章ではこの「熱刺激」あるいは「注熱」について紹介していきます。

三井兎女子（みつい・とめこ）
山梨女子師範学校卒、教職者として32年を過ごす。
60歳にして医療の道を志し、東洋鍼灸専門学校に入学。
あん摩マッサージ指圧師の国家資格を取得。
1978年、治療院「井龍堂（せいりゅうどう）」を開設。
以後、23年にわたり難病・重病を抱える方の治療に傾倒。
2001年、86歳にて逝去。

東京女子医大の研究レポートが示した「温熱療法」の効果

本章の内容は、三井とめ子さんのメソッドを活かした三井温熱療法に関することですが、第1章で紹介したように、さまざまな症状に著効がみられることがわかっています。

ただ、そのメカニズムは、「自律神経を刺激する」ことで、①その反応によって不調になっている体の部位（「熱い」と反応した部分）がわかり、同時に②自律神経を刺激する（交感神経を刺激して副交感神経も働かせる）ことによって、何らかの有効な作用を及ぼすのではないかとの三井とめ子さんによる洞察です。

わたしが注目したいのは、三井とめ子さんが遺した「温熱療法」は受け継がれていて、今なお多くの方々の疾病改善に大きな効果を上げているということです。

「痛みが和らいだ」「便通がよくなった」「不定愁訴がすごく軽くなった」「血液検査

でいろんな数値が改善された」のであれば、それは評価に値する治療法だとわたしは思います。

このような治療法は、「補完・代替医療」とか「健康法」とかに分類されがちですが、科学的・医学的エビデンスがあるほうがよいのは当然です。

温熱の効果が細胞レベルで証明されなければ、本当に効く温熱療法とはいえません。いわゆる科学的エビデンスが必要ですし、そのためには数値で証明しなくてはなりません。

そこで、東京女子医科大学と三井温熱とで三井温熱療法についての共同研究を行いました。具体的には、東京都新宿区にある「若松河田クリニック」に通院している患者さん10人を対象とした実証実験です。

クリニックに通われている患者さんは、がんや自己免疫疾患、甲状腺が関係するパーキンソン病などを患っている人たちです。

どんな数値を測定すれば、民間療法レベルにとどまらない三井温熱療法の価値（ホンモノかどうか）を伝えられるでしょうか。

コロナで「免疫」に関心が集まる

数年間続いたコロナ禍で、テレビ報道やネット、SNS等で随分と話題になり、世界中の人たちが関心を持つようになったこと、それは「免疫」です。

免疫力が高いとか低いとか、免疫が暴走して体調不良になり死に至ることもあるとか、サイトカイン（免疫が過剰反応する原因となる物質）ストームなどにも関心を持つ人が増えました。

コロナ禍で免疫力というものが、多くの人にとって「自分事」になったのでしょう。免疫は、今までは、自分が病気にでもならないと気にもとめないような専門的な分野でした。今日、免疫という体の中の営みが重要だと多くの人が気づいてきたのです。

さて、三井温熱療法は、外からの温熱刺激だけで免疫細胞を動かすことができるのでしょうか。

もし、免疫細胞への影響をしっかりと数値に表せるなら、三井温熱療法は慢性病や不定愁訴を大幅に改善できる解決力のあるメソッドだと証明できます。

キラーT細胞とヘルパーT細胞に着目

がん細胞やウイルスに感染してしまった細胞を見つけて退治してくれる免疫細胞の代表として広く認知されているのは、「NK細胞」（ナチュラルキラー細胞）と「キラーT細胞」（細胞傷害性T細胞）です。

そして、キラーT細胞に力を与えてくれるのが「ヘルパーT細胞」です。ヘルパーT細胞がなければ、キラーT細胞はがんやウイルスに感染してしまった細胞を体内から消し去ることはできません。

そこで、東京女子医大・若松河田クリニックでの実験は、キラーT細胞とヘルパーT細胞に着目しました。

まず、ただ温めるだけではなく、患者さんが熱さを感じて反応するポイントを探し出します。これには高温帯域の熱（43〜52度）を当てます。三井とめ子さんはこれを「注熱」といっています。患者さんが瞬時に「熱い！」と反応するレベルの熱さです。

三井温熱療法を体験するには、東京浅草、千葉県成田市や全国各地にある温熱治療院を受診するほか、専用の家庭用医療機器を使う方法があります。この家庭用医療機器を使えば、ただ漠然と温めるだけではなく、自分だけの「注熱ポイント」を見つけることができるといいます。

実験では、1週間に1回、1回1時間の頻度で全20回（5か月間）の本格的な温熱療法を行いました。家庭用医療機器を使って、患者さんがセルフケアをすることもできますが、実証実験なので、条件を同一にするために、プロの三井温熱療法師に依頼して行いました。

その結果、しっかりと免疫細胞の変化を確認することができました。以前から、三井温熱療法ががんや難病にある一定の効果があり、補完・代替医療を併用している医師たちからも認められている理由が、数値という見えるかたちで確認することができたわけです。そのポイントは以下のとおりです。

・10人中9人にキラーT細胞の増加がみられた
・キラーT細胞とヘルパーT細胞の数値バランスがよくなった（バランスが悪いと自己免疫疾患やアレルギー疾患のリスクが高くなる）
・10人全員に基礎体温の上昇がみられた（基礎体温を上げるのはなかなか難しい）

千葉大学との共同研究ではリラックス効果をもたらすことを証明

前述の共同研究のほかにも、千葉大学と三井温熱との共同研究では、患者さんが椅子に座った状態で12分間、温熱（55度程度）マッサージを施しました。12分間のうち、3分間は背中の上部、3分間は背中の下部、その他に6分間です。

この共同研究の結果は、次のとおりです。

・脳の左前頭前野における酸素化ヘモグロビン濃度が有意に低下した

前頭前野は、記憶や学習、思考する、意欲を出す、感情をコントロールするなどを司る部位です。

酸素化ヘモグロビンとは、肺から取り入れた酸素が血液内の赤血球の中に入り、赤血球の中にあるヘモグロビンと結びついてできたものです。脳内で認知活動などが生じると、神経活動の活性化により酸素の消費が増え、酸素不足を補うため酸素化ヘモグロビンの流入が増加します。

すなわち、前頭前野の酸素化ヘモグロビン濃度が低下したというのは、前頭前野の活動を鎮静化させ、生理的にリラックス効果をもたらせているということです。

三井とめ子さんが開発した「温熱療法」の特徴

血流をよくするためには、温活で少しずつ体を温めることが第一ですが、さらに、熱の力で強く自律神経を刺激する温熱療法も併用するとよいでしょう。

三井温熱が他の温熱療法と違う特徴は、同じ「温熱療法」という名称ではあるものの、実際には「温熱刺激療法」です。

三井温熱には、自律神経のアンバランスを熱刺激で強制的に調整する理論がしっかりあります。これは、温熱療法の開発者の三井とめ子さんが考案したものですが、その根底の考え方には、第3章で紹介した「良導絡」の理論があると考えられます。

三井とめ子さんが診ていたのは、多くはがんや難病の患者さんです。

単に癒しや疲労回復目的ではなく、今の症状を少しでも軽くして日常生活に支障のないようにしたいと切実に願っている、まさに病気に苦しんでいる人です。

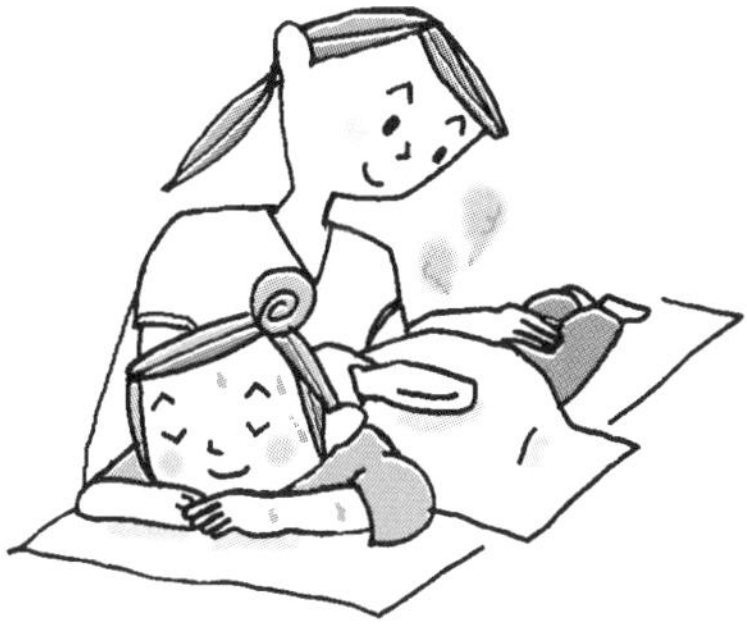

三井とめ子さんは、こうした患者さんに熱刺激による温熱療法で、多くの結果を出し続けました。
先述の東京女子医大の実験データがしっかりあり（科学的エビデンスがあり）、三井温熱療法を受けた人のリピート率が格段に高く、継続年数も長いことから、温熱療法としての満足度が高いことも推測できます。
以前と症状に変わりがなく、相変わらず病に苦しんでいる人はリピーターにはなりません。
また、三井温熱のセルフケアでも効果を実感できるので、熱刺激自体に効果があると実感しているのです。

病気は生命現象を司っている自律神経の狂いからくる

第3章で詳述したように、今日、自律神経と健康との関連は常識になっていますが、すでに30年前に、三井とめ子さんは自律神経の乱れと病気の関係性について提唱していました。

三井とめ子さんは、その著書『注熱でガン、難病が治る』（一光社）で、次のように述べています。

「交感神経が強くなり過ぎても不調になり、副交感神経が常に優位でも病気になる。過労、睡眠不足、精神的ストレス、冷えの体質、飲食の内容と、他にもあるが、これが長期間、目安としてはひと月以上続けば、自律神経のバランスがとれなくなり、この場合、どちらかというと交感神経のゆるやかな持続状態になる。

この持続状態は、全身の血流に影響してしまう。交感神経のゆるやかな持続状態は血管をいつも縮めていることになり、慢性的な冷えを生み出し、これが生理痛や子宮筋腫、不妊などの原因にもなる」

病気と免疫や血流、体温は、とても密接に繫がっているといっていますが、この考えを医学的知識のない一般人にもわかりやすく広めたのが、前掲の安保徹先生と福田稔先生です。

このおふたりによる「福田―安保理論」の自律神経免疫療法は有名です。

なぜ有名かといえば、安保徹先生が多くの論文や『免疫革命』（講談社）など一般大衆に読みやすい書籍をたくさん出版されていて、その理論に共感した読者が多かったからです。

「福田―安保理論」と自律神経免疫療法

日本自律神経病研究会は「日本自律神経免疫治療研究会」として、平成13年4月に発足しました。

この研究会は、生体反応を自律神経と免疫の関連からとらえる「福田―安保理論」を中心に、新しい医学や医療を確立することをめざし、会員が集まり研究会を行っています。

「福田―安保理論」は、「自律神経のバランスがくずれることによって免疫が低下して発病し、自律神経のバランスをととのえることで免疫を高めて病気を治すことができる」という理論です。この理論によって、病気が起こる仕組みと治る仕組みが解明されました。

自律神経について再度おさらいすると、自律神経はわれわれの意思とは無関係に体の働きを調節している神経です。

夜眠っているときにも心臓が止まったり、呼吸が途絶えたりしないのも、自律神経が働いているからです。

自律神経には、交感神経と副交感神経とがあり、日中は交感神経が優位になって血管を収縮させ、脈拍が上がり、呼吸数も増え、仕事や勉強に精を出すことができます。反対に、睡眠時や食事中などは副交感神経が優位になって血管を拡張させ、脈拍をおさえ、呼吸数を減らし、消化を促進します。

このように、交感神経と副交感神経がバランスよく働くことで、わたしたちは日々の生活を送っています。

この自律神経のバランスがくずれて一方に偏った状態が続くと、自律神経が失調状態になります。

自律神経失調状態が進むと、不眠やイライラ、頭痛、さらにはがんやリウマチ、アトピー性皮膚炎といったさまざまな病気が引き起こされてきます。

一般的に慢性疾患とか不定愁訴といわれる症状は、多くの場合、この自律神経の失調が原因になっていることが多いことから、臨床医師も「自律神経失調症」と診断することが多いのですが、その自律神経の失調がどこからくるのか、その原因まで言及してほしいものです。

原因がわからなければ治療の方法がわかるはずもなく、それがわからないので、とりあえず表層に現れている症状を抑えるクスリを処方しておきましょう、ということになります。

これでは病気が治ったり、根本的に症状が改善することはありません。

自律神経と免疫は連動している

第3章で自律神経と免疫の関連について説明しました。

「福田—安保理論」によると、免疫の司令塔である白血球の中の顆粒球が54〜60%、リンパ球が35〜41%、単球が約5%の比率でおさまっていればよいとされ、自律神経と免疫が連動していることを証明しました。また、交感神経優位だと顆粒球が増え、副交感神経優位だとリンパ球が増えます。

現代人は、ストレスによって交感神経優位の状態が続きやすい環境にあります。働き過ぎ、心の悩み、鎮痛剤の長期服用などによって交感神経が優位になり、顆粒球が増えた状態が続きます。

顆粒球の寿命は数時間~数日で、死ぬときに大量に活性酸素を放出します。体内の活性酸素の7~8割は顆粒球が放出したものです。

活性酸素はとても大切な働きをしますが、増え過ぎるとその強力な酸化力で臓器や血管などに障害を引き起こします。動脈硬化、がんといった病気の引き金となるのです。加えて、交感神経が緊張状態だとリンパ球が減少して、がんに抵抗することができません。

自律神経の乱れを正す自律神経免疫療法

したがって、病気を予防したり治したりするには、自律神経のバランスをととのえればよいということがわかります。

福田―安保理論をベースとした自律神経免疫療法では、注射針や磁気針、レーザーで皮膚を刺激して〝嫌なもの反射〟を起こさせ、瞬時に交感神経優位から副交感神経優位の状態に変えるといいます。

嫌なもの反射とは、注射針の痛みや磁気針、レーザーの刺激を体外に排出するために、副交感神経が優位になり、排泄は副交感神経優位の状態で行われることをいいます。

自律神経免疫療法を最も効果的に行うには、現時点では注射針や磁気針、レーザーによる刺激が一般的だということです。

効果判定には、月1回採血を行って顆粒球とリンパ球の割合と数をみていきます。症状がよくなってくるに従って、顆粒球とリンパ球の割合と数が正常範囲に近づいていくとのことです。

免疫細胞の正常化によって、がん、リウマチ、膠原病、パーキンソン病、潰瘍性大腸炎、高血圧、糖尿病、C型肝炎、胃潰瘍、耳鳴り、めまい、難聴、白内障、偏頭痛、顔面神経マヒ、ひざ痛、腰痛、円形脱毛症、前立腺肥大症、頻尿、不眠症、冷え症、痔、便秘、水虫、慢性疲労症候群、線維筋痛症など、自律神経のバランスの乱れで起こるさまざまな病気が改善しているといいます。

「注熱」で交感神経を刺激、副交感神経を誘発、自律神経を調整

福田―安保理論は、その効果はしっかり実証されていますが、しかしながら現実の問題として、誰でも受けられる治療法とは言い難いものがあります。
その理由は、「痛いから」です。がんや難病など、命にかかわる病気を抱えているのなら、その痛みに耐えて自律神経免疫療法を受ける患者さんもいるでしょうが、病気への悩みは深いとはいえ、不定愁訴程度の症状の患者さんが抵抗なく受けてくれるかというと、そうは思えません。
福田―安保理論では、痛みを与えて副交感神経を引っ張り出せても、痛みは精神的にダメージが加わるのでストレスが大きくなるのです。そのストレスに対処するために交感神経が優位になることもあり、スムーズに副交感神経を刺激して、免疫力を上げて、血流を改善するのは難しいかもしれません。

自律神経免疫療法の実践方法としての針・磁気針・レーザーによる刺激の最大の弱点は、脳へのストレスの回避方法がなく、人によっては強いストレスで逆に作用する可能性があることです。

脳の不快ストレスを極力減らし、癒しに変えることはできないか。それを可能にしたのが三井温熱療法です。

レーザーや針、磁気と同じか、またはさらに強い「熱」というエネルギーを利用して、皮膚を刺激する（43度以上）のと同時に、ソフトな温かい熱刺激（43度未満）も皮膚に与えることができるので、強い熱刺激で、強制的に引っ張り出した副交感神経を温刺激により、脳が心地よいと感じることで、精神的ストレスも打ち消すことができるということです。

しかも、熱エネルギーなので、針のように皮膚を傷つけることもなく、同じ場所を何度も熱刺激することができます。

三井温熱療法は、福田先生と安保先生が長年の研究で開発した自律神経免疫療法の利点を生かして、それを最も有効にできる療法であるといえます。

ストレスを生じた心と体は正しいやり方で治す

長期にわたる肉体的、精神的ストレスを抱えた結果の不調というものは、生半可な健康法では改善しません。

「日本の医療を根底から変えていきたい！」という強い決意で医療の現場に臨んでいるわたしの、これが正直な意見です。

女性が抱える不定愁訴の大きな原因となっている自律神経の乱れは、小さな乱れから、回復困難な大きな乱れまで、とても幅が広いものです。

書籍やYouTubeの動画、インスタグラムなどで、自分で簡単に行える健康法がたくさん溢れかえっています。

体を温める簡単な健康方法も、自律神経の小さな乱れから生じる不定愁訴なら、効果を期待できます。

そのためには、質のいい睡眠や、十分な心と体の休息、バランスのとれた食生活も同時に行うことが必須になります。

しかしながら不定愁訴は、すでにはっきりとした自覚症状を伴うものなので、症状改善のためには、たんに体を温めるだけの簡単な温活だけでは不十分かもしれません。

不定愁訴は、病院やクリニックでは原因がわからず、有効で安全な西洋医学的処方箋もないため、本人の悩みは深刻です。

ストレスを生じてしまった心と体は、それを正しいやり方で治そうとしない限りよくなりません。

深刻な不定愁訴を改善するためには、先ほどもいったように、質のいい睡眠や、十分な心と体の休息、バランスのとれた食生活を心がけることはもちろんですが、これに加えて、第４章で紹介した温活を日常生活に取り入れ、さらに高温の熱刺激による温熱療法が必要と考えられます。

「自分が感じる熱感」で悪いところを探知する

三井温熱療法が他の温熱療法と違う最大の特徴は、自分で温める場所を探すことができる点です。

なんとなく適当に温めるわけではなく、患者さんが自分の不定愁訴や悩みの原因を自分で見つけ出すことができる、これは多くの温熱療法と呼ばれる治療法の中では画期的なことです。

「不定愁訴の原因を自分で見つけ出すことができる？」

「悩みを自分で解決できる？」

「そんな魔法のようなことが、どうしてできるの？」

まるで魔法のような三井温熱療法ですが、魔法やまやかしではありません。そこには科学的な理由がしっかりとあります。

人が「温かい」と感じるときは、皮膚にあるいろんな温度センサーが働いています。

「あったかいなぁ」

「気持ちいいなぁ」

「ちょっと熱いなぁ」

「すごく熱いなぁ」

「アチチッ！」（むちゃ熱い）

「熱い」と一口に行っても、さまざまな熱さがありますね。

体を温める健康法や「ちょっと熱いなぁ」くらいの温熱療法が軽度の不定愁訴を改善できるのは、この皮膚にある温度センサーがあるおかげです。

温度センサーが、熱という刺激を受け取り、脳でその温もりや熱さを感じる。それと同時に自律神経が働きます。

この場合は、副交感神経というリラックス系の自律神経が働きます。

その理由は、気持ちがいい、心地よい、温かい熱、だからです。リラックスそのものですね。

この「気持ちいい」程度の温熱であれば、軽度の不定愁訴なら改善できます。

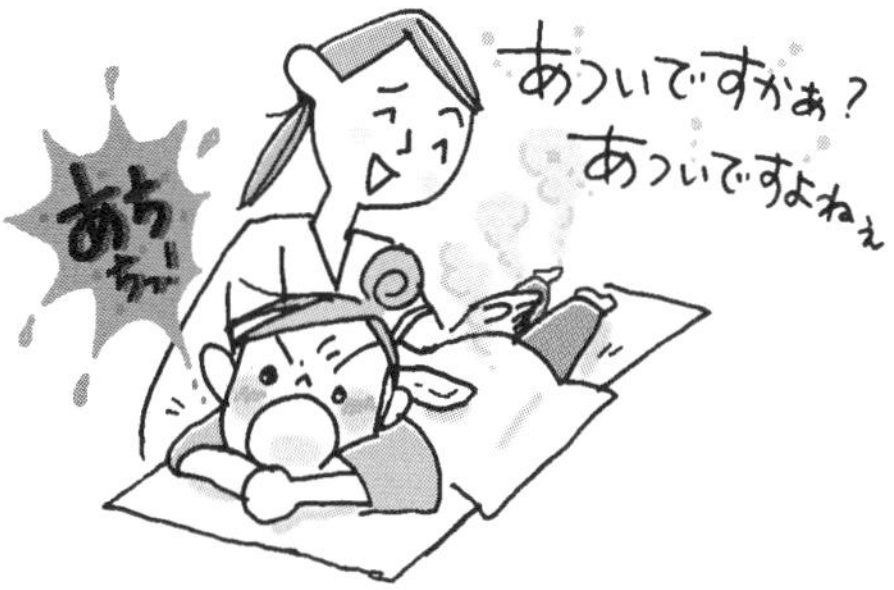

しかし、悩みの深い、やや重度の不定愁訴の原因になっている自律神経のアンバランスをととのえるには、それでは熱の力が弱過ぎます。

重度の患者さんを癒すことができる効果的な療法にはなりえません。

魔法レベルの効果のある温熱療法にするためには、「さらに強い熱刺激」が必要です。少なくとも、「すごく熱いなぁ」から「アチチッ！」という感覚になるレベルまでの熱刺激によって、体の悪いところを探知することができるといいます。

ストレスフルな日常生活を変えるのは難しい

悩みの深い不定愁訴を抱える患者さんは、たとえ本人は気づいていなくても、かなりのストレスがあります。

不定愁訴の症状自体がストレスであるし、その症状を引き起こした原因もストレスです。

その精神的・肉体的ストレスは、患者さんの日常生活から生じたものです。ストレスのない日常生活を送りたいと思うのは当然ですが、なかなか自分の思いどおりにはいきません。

どんなに辛くても、その辛い症状をつくった日常生活はなかなかすぐには変えられない現実があります。

多くの人が悩み苦心している不定愁訴に対して、現代医療はどのように有効に働いているのでしょうか。

実際には、不定愁訴は西洋医学の薬で解決しにくいものです。

栄養不足でもない限り、サプリメントでも解決しません。

整体やマッサージはその場ではラクになっても、すぐに症状が戻ってしまいます。

もちろん、治療のプロに頼って、症状改善のためのきっかけを得ることも重要ですが、忙しいなかでも毎日できる強力なセルフケアの方法があれば、それが根本解決への最高の近道となります。

温熱の機器は家庭用医療機器なので、プロが使っているものと同じです。使い方さえわかれば、忙しい日常生活の中で無理なく活用することができます。

「がんを殺すにゃメスはいらぬ、きれいな血液流せばよい」

これは三井とめ子さんの言葉ですが、三井温熱療法はもともと、がんや難病を治すために開発された療法です。

当時の三井とめ子さんの治療院には、全国から患者さんが来ていました。

初期のがんや軽い症状の人はほとんどいなくて、末期がんの人や治療法がもうなくなった人、西洋医学での治療に失望した人ばかりでした。

がんや難病といえば、医師が話すのは難しいことばかりで、この病気を治す方法はもうどこにもないと諦めている人が最後の望みをかけてたどり着くのが三井温熱療法だったのです。

なぜこれほど、諦めかけた人の心を動かしたのでしょうか。

それがこの単純でありながら、真髄を突いた三井とめ子さんの言葉でした。

「がんを殺すにゃメスはいらぬ、きれいな血液流せばよい」

がんを治すには「手術！」「抗がん剤！」「放射線！」。その三大治療法がダメなら、もう有効な手段はない、と考えられていた時代です。

きれいな血液を体中に巡らせるための温熱療法は、ただ体を温めるだけの温熱療法ではありませんでした。

熱い！　強烈に熱い温熱療法です。

けれども、その熱い温熱療法が、患者さんの絶望に満ちた顔を次々と笑顔に変えていったのです。

熱い温熱療法で血流が一気に改善する理由とは

なぜ熱い温熱療法が、血流を一気に改善させる力を持つのか？

全身の皮膚には、「すごく熱いなぁ」「アチチッ！」という熱の感覚を感じさせる温度センサーがあると述べました。

その温度センサーが温熱器による熱で刺激されると、それはストレス刺激になるので、全身の血管が急激に縮み上がります。

血管には交感神経が巻きついているからです。

全身の血管が縮みますから、一瞬だけ血圧が上がります。血液を流す力が強くなります。

これはストレスのある刺激ですが、時間にして1秒にも満たないほんの短いものなので、今度は逆作用として血管がフワッと弛みます。

その結果、血流が勢いよく全身を巡るというわけです。

これを繰り返すことで、体の隅々まで血液が行きわたり、全身の細胞に酸素や栄養素が届けられることになります。

「注熱」による熱刺激は体の組織を壊さない

体を覆っている皮膚に強烈な熱刺激を与えれば、確かに交感神経がダイレクトに刺激され、その刺激が強いほど、副交感神経を強く引き出すことができます。

それは、自律神経バランスの乱れが原因となっているさまざまな症状改善のために、とても有効なプロセスになります。

しかし、考えてみると、ほかにも皮膚を強く刺激する方法はあります。

たとえば針やお灸もそうですし、強いマッサージも痛みを伴うのでストレス刺激になります。

それでもわたしが熱による刺激を強くすすめるには、それなりの理由があるのです。

熱以外の刺激は、皮膚や血管、筋肉などを壊してしまう可能性も大きくなってしまいます。

しかも、それらの細胞が壊れてしまうと、痛みがずっと続いてしまうので、どう考えても副交感神経がいい働きをしてくれません。

これでは再び交感神経優位に傾いてしまい、不定愁訴は改善していきません。

強い刺激は治療に必要だけれども、体の組織を壊したのでは元も子もなくなります。

「強い熱刺激」のレベルは、少しの刺激でもまあまあな刺激でも、そして結構強い刺激でも自由に調整できて、しかも体の組織は壊さないようにすれば、心地よい熱刺激（温かい刺激）に瞬時に変えられます。

火傷をしない程度の40～52度強の熱は自由に調節できることから、効率的で安全に自律神経をととのえることができます。

「熱い！」で交感神経を刺激し、「気持ちいい」で副交感神経が働く

第4章で紹介したように、いつでも、どこでも、手軽にできる温熱方法はたくさんあります。

ただ、特に悩みの深い、医師が処方する西洋薬では解決できない不定愁訴を抱えるには、普通の温めでは不十分なのです。

すべての不定愁訴が温熱療法だけで解決するわけではありませんが、不定愁訴の主原因が「自律神経のバランスの乱れ」と定義したときに、心身をリラックスさせる副交感神経を強く引っ張り出すには、その逆の神経である交感神経を刺激することが最も効率がいいのです。

交感神経を強く刺激することができて、さらにストレスを最低限に抑えられるエネルギーは、熱（高温でも52度）による皮膚刺激です。

この強い熱刺激によるストレスを最低限に抑えるとともに、副交感神経を引っ張り出して、「気持ちいい」「心地よい」という感覚も感じることができれば、自律神経のバランスは自然にととのう方向に向かうでしょう。

熱く感じることが診断、熱刺激が治療

自律神経のバランスの乱れが原因となっている不定愁訴を抱えている人に共通する体の特徴についてお話しします。

自律神経のバランスとは、交感神経と副交感神経のバランスのことです。

よく交感神経の緊張ばかり悪者扱いされますが、逆に副交感神経が優位に働くことで不定愁訴に悩む症例もあるのです。

まずは、肩と首のこりがほとんどの人に見られます。

首と肩がガッチガッチです。

次に背中です。

自律神経のバランスが乱れると、自律神経だけでなく感覚神経も運動神経もその影響をまともに受けます。

その結果、背骨の周り、首の骨や背中の骨、腰の骨、仙骨周り（お尻周り）の筋肉がガチガチに硬くなります。そうなると、腰痛も出てくるし、胃腸の調子も悪くなってきます。

三井とめ子さんの「診断即治療」

三井温熱療法の温熱器を背中に当てていくと、最初はどこもかしこもとても熱く感じます。その熱さを言葉で表現すると、「アッチッチ！」という感じです。

その「アッチッチ！」と感じるところが不定愁訴の原因になっている部位ということなのです。つまり、その部位が悪いところだとわかるのです。

その瞬間に診断ができ、同時に「熱い！」と感じた瞬間に、皮膚にある温度センサーから神経を伝わって悪いところの血流を瞬時に改善させる、と三井とめ子さんはいいます。

しかも、工夫をこらせば安心安全に何度も診断即治療を繰り返して、持続的に血流を改善させていくことができるというわけです。

第6章　診断即治療の実例とセルフケアによる温熱治療の実例

がん

それでは、三井温熱療法の実際をいくつか紹介していきます。

たとえば、胃がんや肺がんの治療は次のように行われています。

胃がんに対しては、次ページの図のように、熱刺激の反応が強く出る部位があり、その部位を中心に周辺にも温熱治療器を当てていきます。

・胃部に温熱治療器を当てて、反応が強く出現している治療点を探る。
・多くは胃の全体が侵されているので、胃部に強烈な反応がある。全体に注熱する。
・胃の後部にあたる背部より注熱する。
・反応がなくなるまで、前からも後ろからも注熱する。
・胃が単独で侵されていることは少なく、十二指腸や肝臓、肺、その他の臓器を調べ、反応があったら、全部注熱する。

胃がん

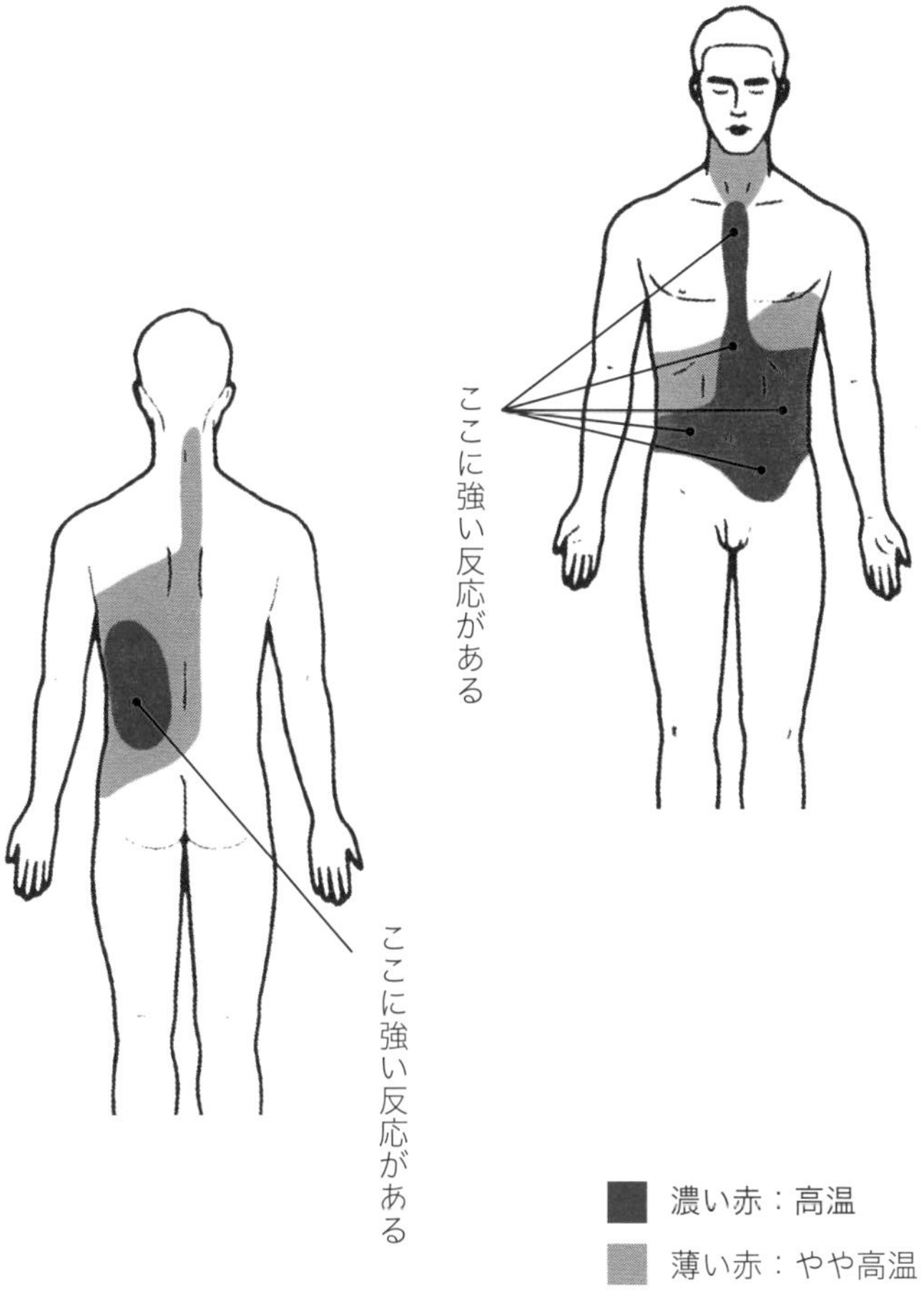
ここに強い反応がある
ここに強い反応がある
濃い赤：高温
薄い赤：やや高温

同様に**肺がん**は、次のように行われます。

・腕のこりを指圧でとる（肩甲骨付近）。
・三角筋などがこると肺の血行が悪くなる。
・背部（特に肩甲間部）に注熱する。
・胸部に反応があるところを探す。レントゲンがなくても、熱を当てて調べれば患部は確実に探知できる。肺全体を探っていくと患部にさすような強烈な反応があるので、反応のあったところに注熱すればよい。
・進行したものは手間がかかるが、あきらめてはならない。
・胸や腕の筋肉、鎖骨の下などにも浸透しているので、ていねいに探ってみることが大切である。肩がこる、腕が痛い、五十肩等は軽く見過ごしてはならない。
・風邪の症状が長びき、咳がとまらないというのは、要注意。
・乳がんにかかっている人は肺も侵されやすい。並行してやってくることが多い。
・肺全体が侵されていることが多いので、切除はすすめない。

肺がん

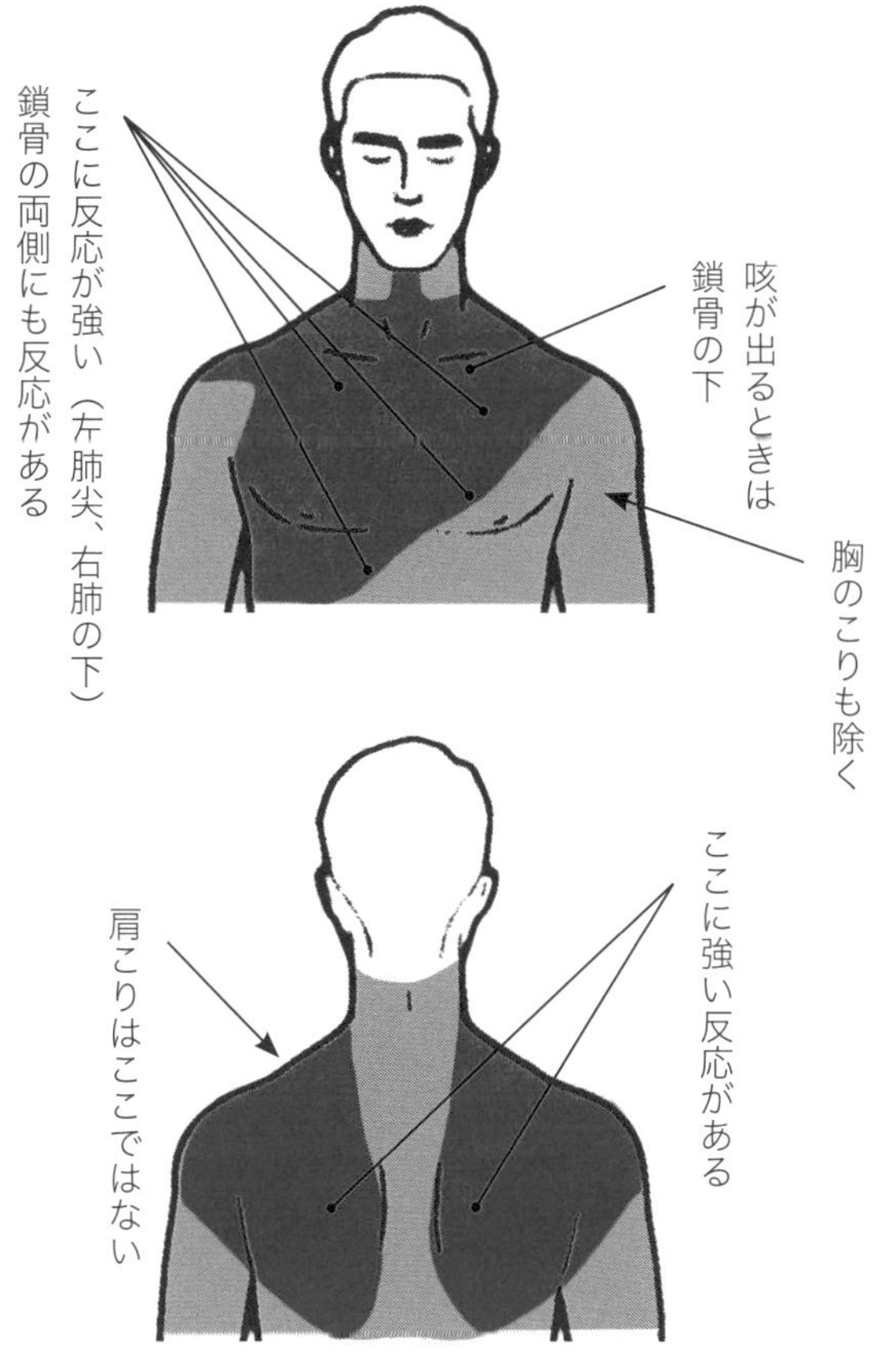
ここに反応が強い（左肺尖、右肺の下）
鎖骨の両側にも反応がある
咳が出るときは鎖骨の下
胸のこりも除く
ここに強い反応がある
肩こりはここではない

乳がんや**卵巣がん**、**子宮がん**は女性特有のがんですが、特に乳がんは初期の段階で温熱治療すれば非常に効果的だということです。

乳がんは乳腺症と間違えやすいですが、脇下にしこりができるので、マンモグラフィーなどで発見されたりします。

卵巣がんや子宮がんも、はじめはほとんど症状がなく、子宮がんであればやがて不正出血が出現するようになります。

乳がんの温熱治療は、以下のようになります。

・熱を当てると、判明しない初期のものでも強烈な反応がある。
・腋下にも反応の強いところがある。
・反応のある部位をくまなく探して注熱する。反応消滅までそれほど手間はかからない。
・病歴の古いものは周辺に広がっている可能性があるので、背・腕・腹部まで反応を調べる。

乳がん

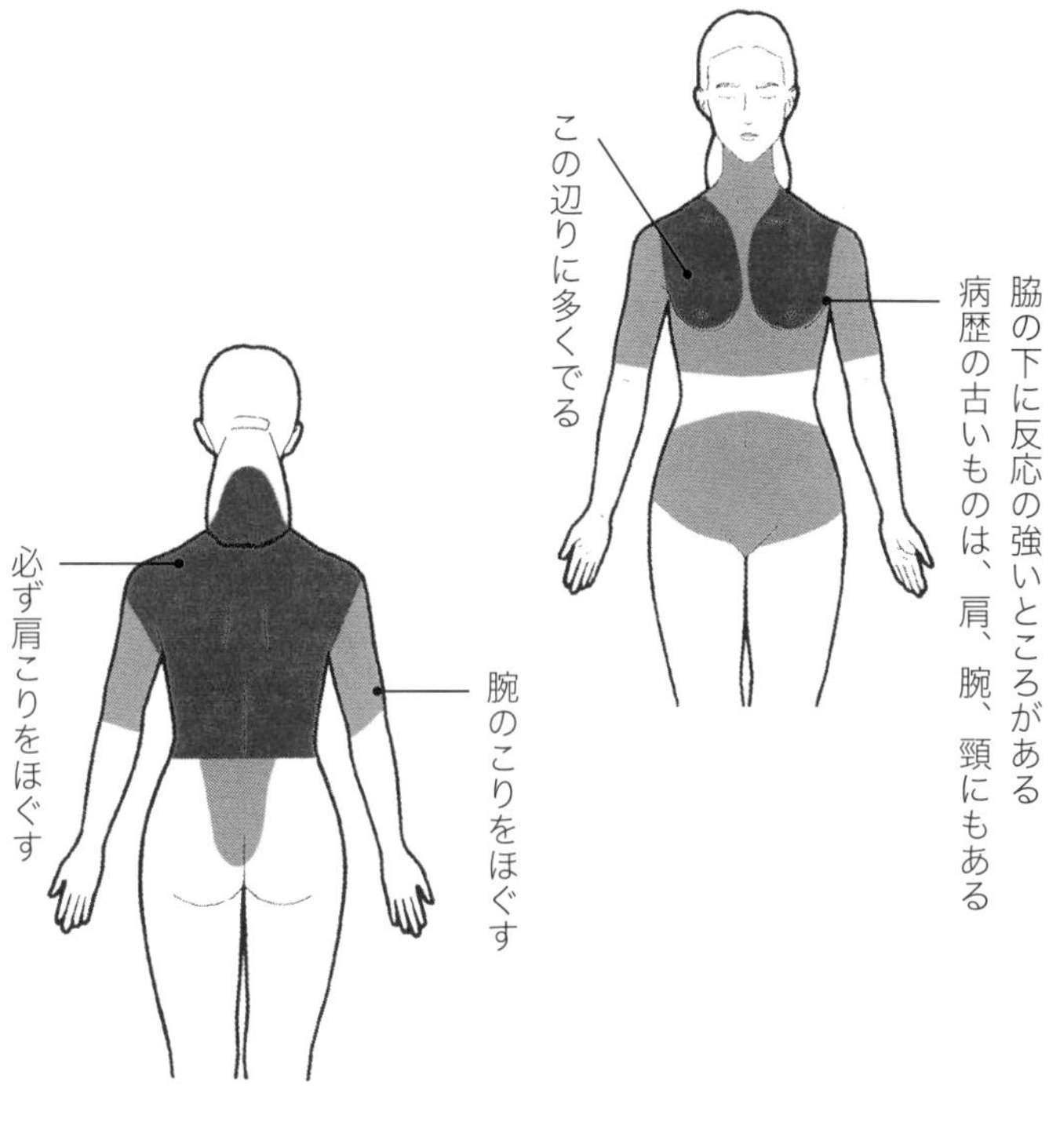
脇の下に反応の強いところがある
病歴の古いものは、肩、腕、頸にもある
この辺りに多くでる
必ず肩こりをほぐす
腕のこりをほぐす

腰痛

腰痛は現代社会で一番多い症状のひとつです。

車ばかりを利用してあまり歩かないせいか、特に若い人に腰痛の人が非常に多くなっています。

腰痛にはいろいろの種類があるので、一様に「椎間板ヘルニア」として骨の異常であると決めつけ、力学的に牽引したり手術したりするのは危険です。

腰の痛みは脊柱の神経痛と筋肉に原因がある体のゆがみによって生じることが多く、骨の異状ばかりではありません。脊柱特に腰椎はがっちりしていて狂うことはまれで、テントの支柱と綱の関係で、綱を正しく張れば支柱は狂わないものです。

筋肉を温熱によって調整すれば、脊柱はずれなくなります。

骨が悪いのではなく、筋肉の硬縮が原因で骨がゆがむのです。

老化現象で骨がすりへったとか、もう治らないなどといわれた人たちが、筋肉を温熱調整することによって治っている現実を見ると、腰痛＝椎間板ヘルニアとするのは疑わしいものです。

腰痛の第2の原因は腹筋にあります。

背側と腹側の筋肉は曲がったり伸びたりしています。腹側の筋肉が古いゴムのように伸び縮みが悪くなると、背側に痛みを生じてきます。したがって、背と腹との筋肉を温熱によって調整することが必要です。

腰痛を治療マッサージなどで治療する場合は、腹側、背側の両方を調整する必要があります。片方だけ伸ばしたりすると、腰痛はますます強くなります。

第3に肩甲骨の下側あたりがつれると腰痛が起きるので、上から下まで調整する必要があります。

第4は、脚腎部の筋肉のつれです。

特に四頭筋などの硬縮があると腰痛の原因となるので、よく調整する必要があります。

体というものは前後、上下、左右に関係があるので、症状を訴えるところばかりを注目していても原因がわかりません。

第5は、メンタルの問題です。

疼痛を感じるのは脳で、ストレスがかかるとその部分における疼痛の制御ができなくなります。強い熱刺激による瞬間的なストレスは一気にリラックス状態を生み、その結果、疼痛の制御機能が復活します。

有効とされる抗うつ薬より副作用もなく、安全に行える療法です。

三井温熱の治療を受けた人の中には、3年かかっても腰痛が治らなかったけれども1週間で正常になった人もいます。

ギックリ腰は腰痛の仲間ですが、これも上手に調整すれば、身動きができなかった人でも、軽く歩行できるようになります。

ギックリ腰というのは急になるものではなく、じつは前々から下地があって過労から急に発症するのです。

腰痛

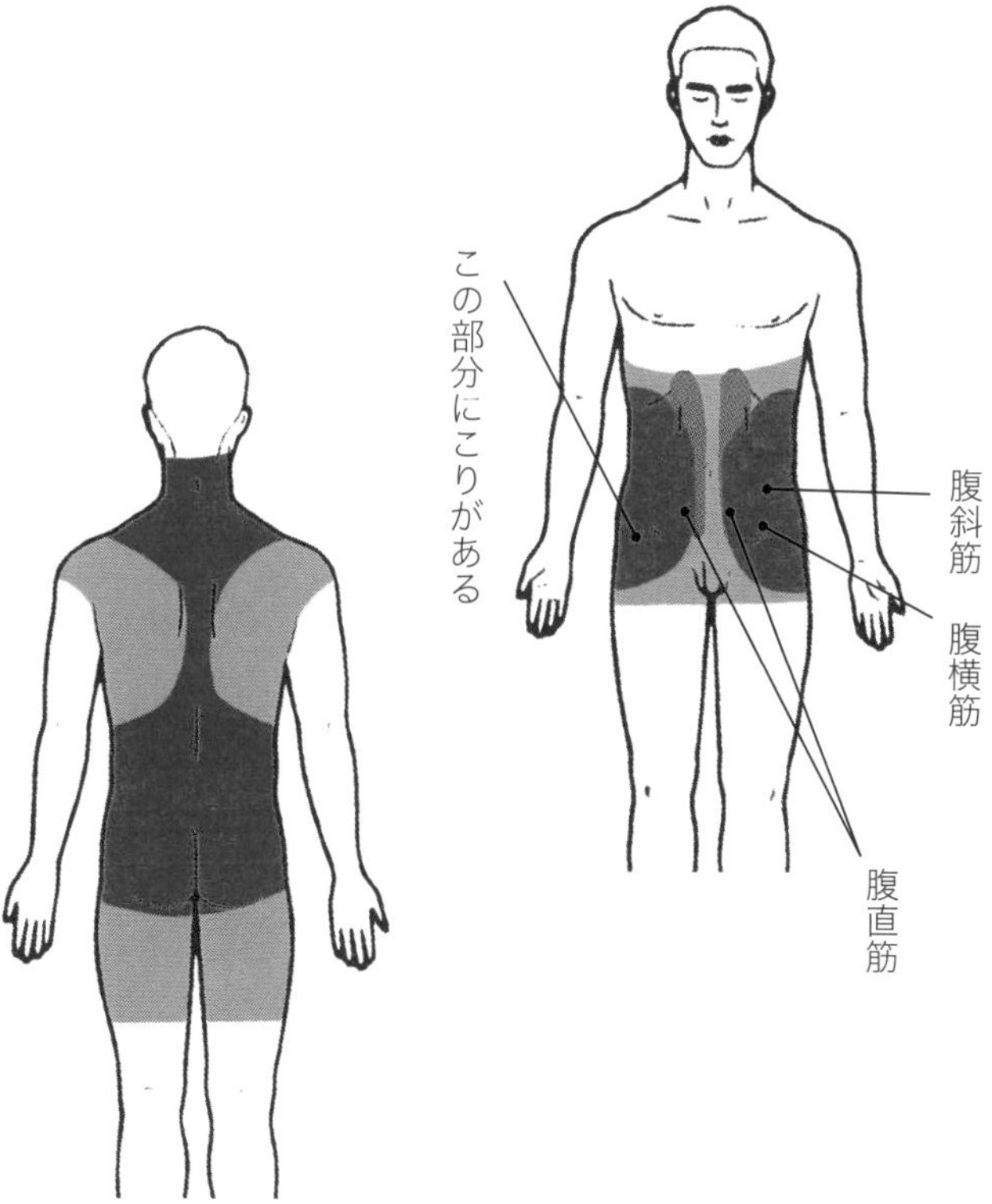

甲状腺が関与する病気

リウマチは昔から大変難病とされており、いまだに治すすべのない厄介な病気とされています。

なかなか原因がわからない病気でしたが、今では「自己免疫疾患」とされています。

つまり、自分の免疫機能が狂い、本来ならターゲットにならない自分の組織に異常な反応をして、関節を攻撃して炎症を起こすわけです。

三井とめ子さんはリウマチについて、次のように指摘しました。

「これはホルモンのアンバランスから起きると思われる。つまり副腎ホルモンの不足からくるのだが、副腎だけの狂いではないようである。体全体のホルモンのどこかに狂いが生じると、人によってこの症状が起きてくるようであるから、根本治療としてはホルモンのバランスをととのえてやればいいのである。

リウマチ

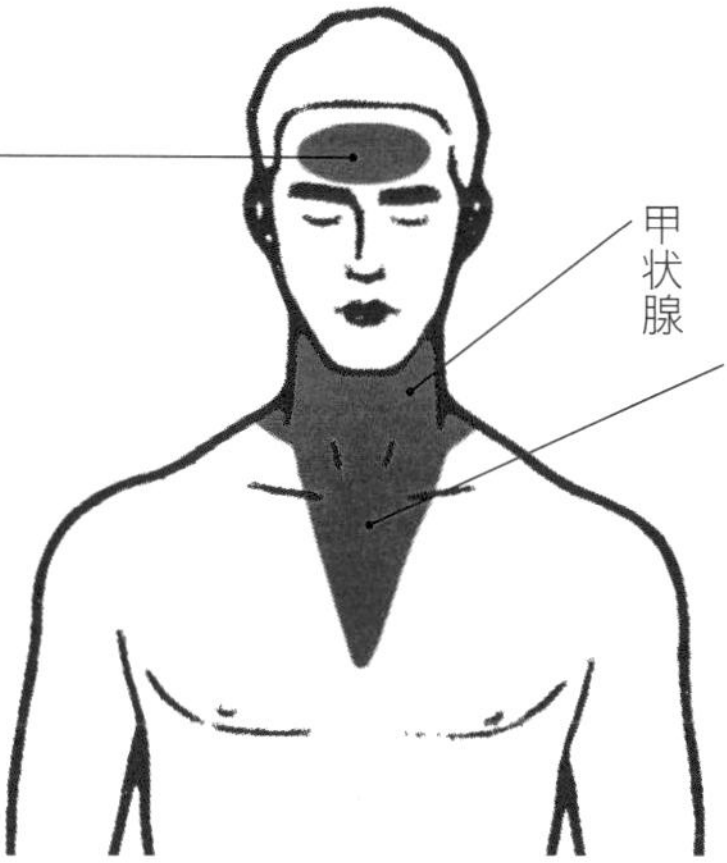
脳下垂体（ホルモンの総元締め）
甲状腺
胸腺

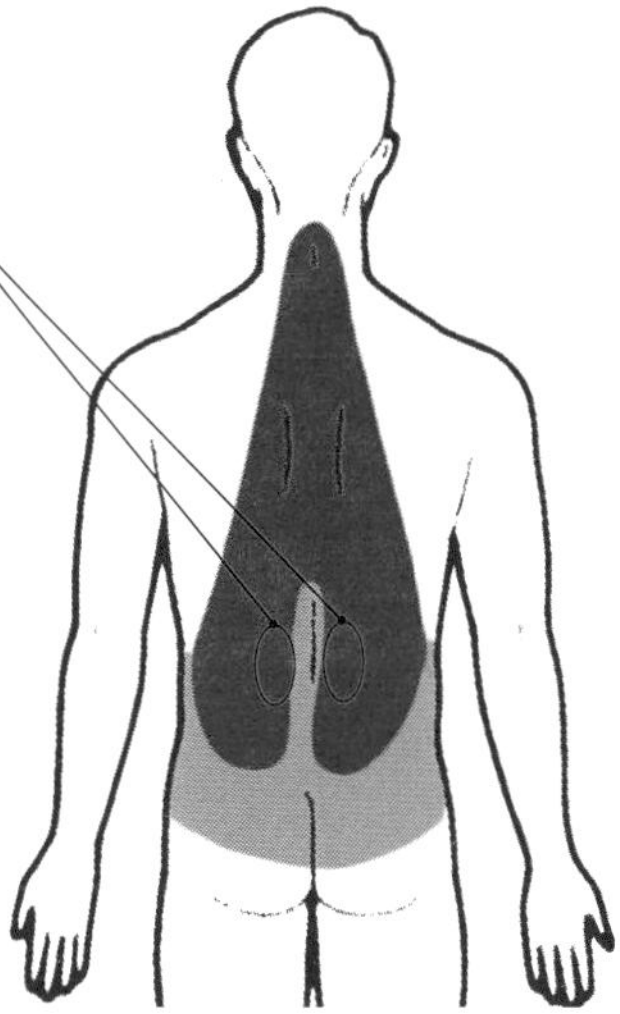
この部分、特に重要（副腎）

ホルモンを支配しているのは自律神経だから、これを正常に戻すことが治療の近道である。

痛みどめの副腎ホルモンを決して使用してはならない。

この薬は連用すると副作用が多いので、薬害のためにかえって苦しむことがある。

この薬を連用した人は治しにくく、治療に手こずってしまう」

甲状腺が関与している病気として、リウマチ、喘息、不整脈、糖尿病、パーキンソン病、メニエール病、自律神経失調症、腎障害、失語症、ノイローゼ、不眠症、更年期障害、低血圧等々、このほかにもたくさんあります。

甲状腺機能亢進症の疾患ではよく切除治療がなされますが、全摘してしまえば、代謝に必要な甲状腺ホルモンを死ぬまで補わなければならなくなり、安易にメスを入れることは禁物です。

異常なものはすぐ切り取れるけれども、ひとつの器官といえどもその役割は重大で、軽率に取り除くことはしないほうがいいのです（ただし、症状による）。

「人間の体には不必要なものは何もない。それぞれが重大な役割を背負って働いている。自動車や飛行機には交換する部品があるが、しかし、人間の臓器は、何億円積んでも買えるものではない。修繕すれば、たちまち健康に戻るのである。その方法を研究せずしてむやみにメスを入れたがるのは、医学者のすることではない」

と、三井とめ子さんの歯に衣着せない手厳しいコメントですが、わたしも同感です。

メニエール病はめまいがして食べた物を嘔吐してしまうという苦しい症状で、なかなか治らない病気です。

医学書には内耳のむくみ（リンパ水腫）によって生じると書いてあり、厚生労働省の難病に指定されています。

また、西洋医学では治すことのできない病気のひとつです。

三井とめ子さんは、この病気は耳からくるのではなく、甲状腺の異常からくるとして、甲状腺を正常に戻せば、治療1～2回ですっきり治るといいます。そして、「こんなものがどうして厚生労働省の難病とされたのか、不思議に思う」とコメントしています。

パーキンソン病は脳内の神経伝達物質であるドーパミンが減ることで起こるとされていますが、三井とめ子さんは、これにも必ずといっていいほど甲状腺が関与するとしています。

この病気は交感神経系を盛んにするようにすると好転していくとしています。交感神経と副交感神経は拮抗的な役割を果たしているので、交感神経を強くしていくという理論です。

病態生理学的には、メニエール病、パーキンソン病共に甲状腺が直接関与しているとは言えませんが、三井温熱療法による甲状腺治療が結果として自律神経をととのえ、難病の改善につながるのではないでしょうか。

不妊症の中には、種々ある体の機能としてはどこにも異状がないのに妊娠しないというのがあります。

三井とめ子さんは、これにも甲状腺が関与しているといいます。

メニエール病、頭痛、パーキンソン病

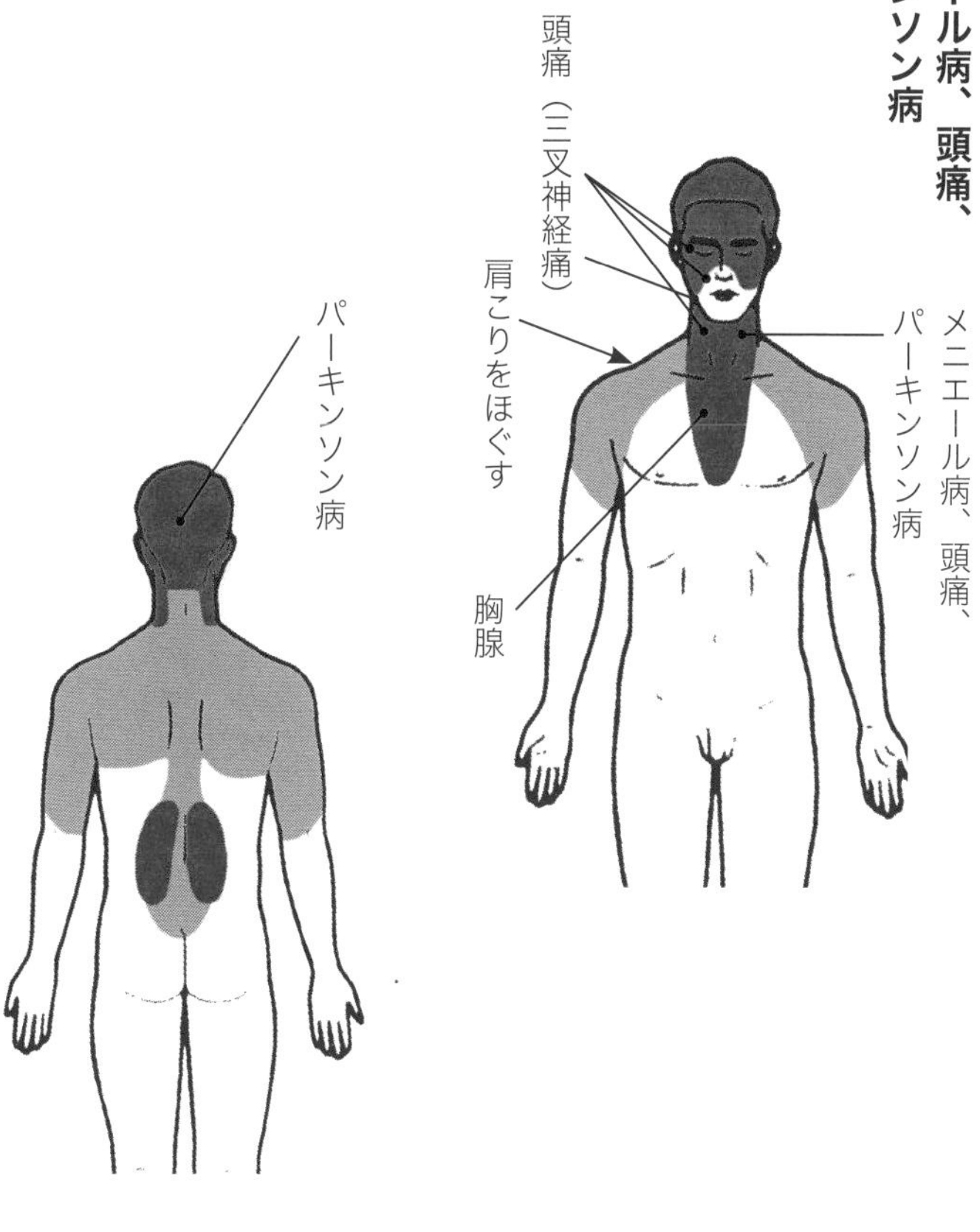

ホルモンの関係で子宮、卵巣等にももちろん影響があり、不妊の場合は婦人科に関するすべてのバランスをととのえる必要があります。

第2章で紹介したように、温活を中心に不妊治療したら1、2年で妊娠したとか、10年も子供ができなかった人が子宝に恵まれたというような例もあります。

不妊症

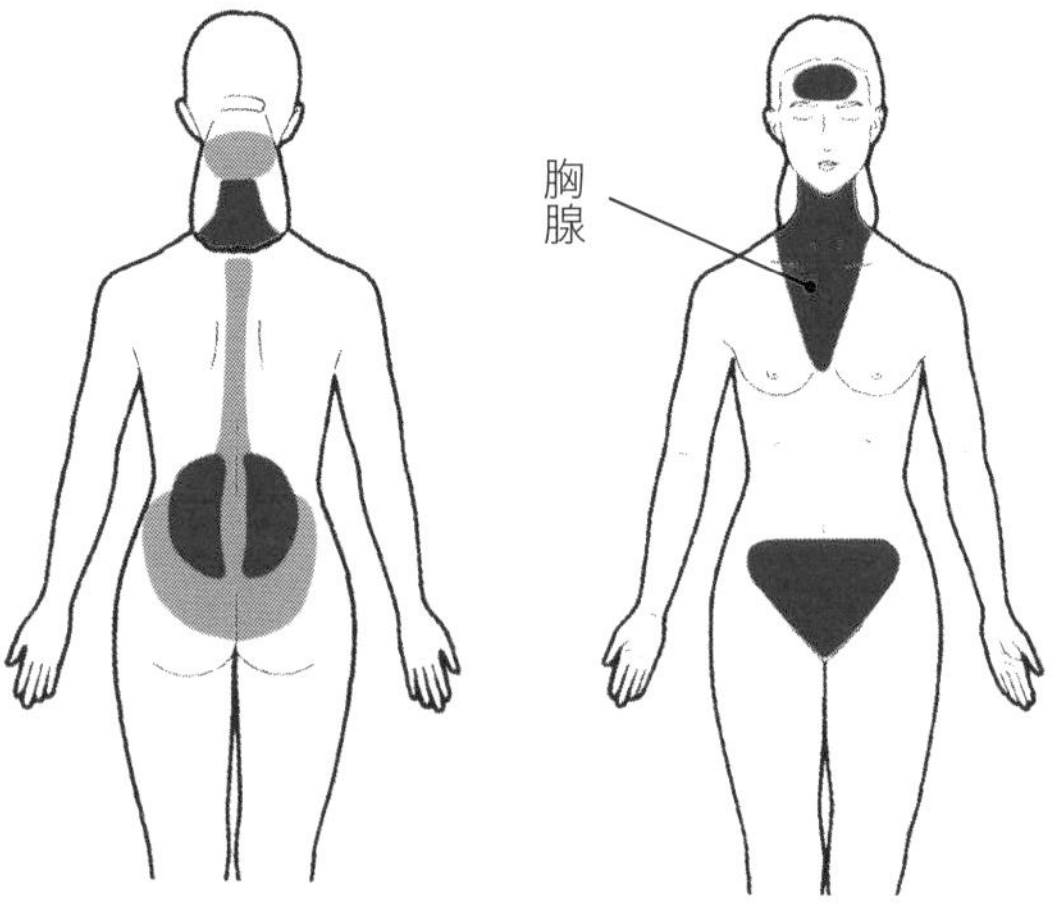

セルフケアによる温熱治療の実例❶

基礎治療

わたしはなるべくお金がかからない方法、できれば自分で簡単に効果を出せる「冷えとり」「温活」を推奨してきました。なぜかといえば、日本の、いや世界の医療を変えたいからです。

西洋医学は必要ですが、すべてをそれに頼り切る現代医療のシステムが患者さんにとってよい結果に結びつくとは限りません。

第5章では、三井温熱療法に特化した「熱刺激による温熱治療」を紹介しました。この温熱療法が、西洋医学に見放された多くの人達を救ってきた実績を知っているからで、西洋医学に見放された人たちを救える温熱療法があるということを多くの人に知らせたいと思ったからです。

三井温熱療法は、温熱器という、皮膚にある温度センサーを熱刺激するのにとても効率的な医療機器を使用します。医療機器であるがゆえに安価ではありませんが、信頼性ある医療機器として、さまざまなテクノロジーが随所に応用されて、温活の効果としては大げさではなく魔法レベルです。

三井温熱療法は、セルフケアの家庭用医療機器として自分で行うことができます。この場合は「結構熱いなぁ！」までの熱刺激を自分で起こすことができます。これだけでも大きな温熱効果が期待できます。

また、温熱器を使うプロの温熱療法師に頼る方法もあります。温熱器を使いきれない人や、症状を改善するための最初のステップとして、経験豊富なプロの温熱療法を受けて、熱の入り方などを体感してみて、自分でも再現できる方法を学ぶというステップを踏むこともおすすめです。

以下に自分や家族でできる「家庭用温熱医療器」を使った治療の例を紹介しておきます。

三井とめ子さんは、何かの症状があったとしても、必ず基礎治療をするようにといっていたそうです。

図がその**基礎治療**の部位です。中枢神経である「脊髄と自律神経に熱を注ぐ」ことから始めますが、これは健康維持に欠かせないところであるといえるでしょう。

忙しい人は、1日30分程度、基礎治療だけでもやっておくとよいでしょう。

基礎治療（背面の治療）

全身をひと通り治療して、反応のあるところを確認する

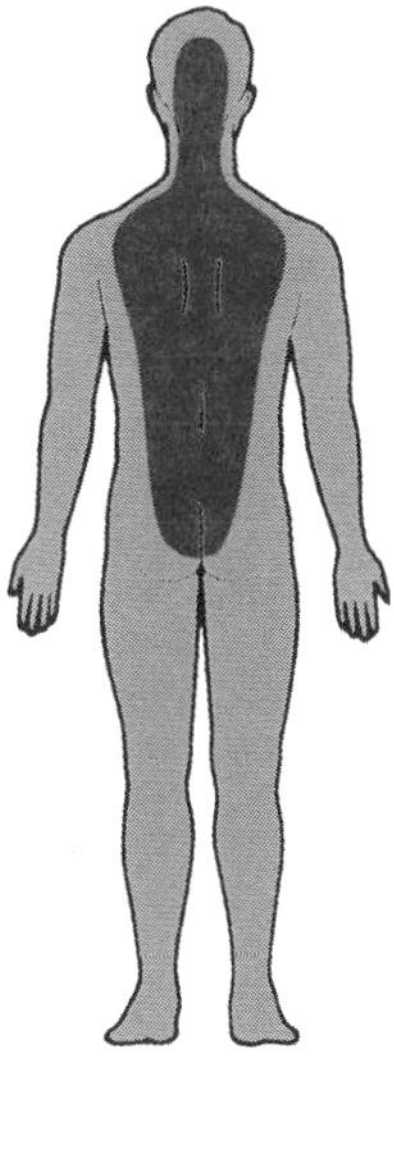

基礎治療（正面の治療）

患部のある箇所によって治療する位置は違ってくる

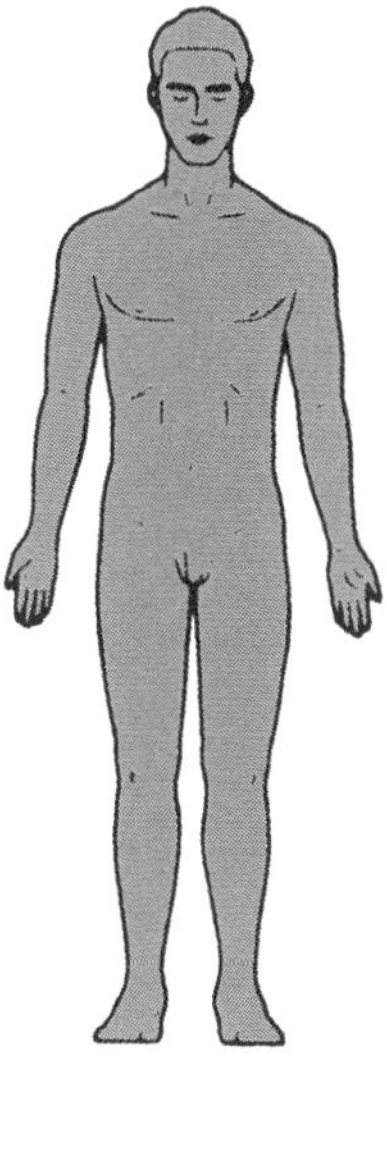

さまざまな痛み

肩関節周囲炎（五十肩）は、腕が痛くて夜寝ているときに痛いほうの腕を下にすることができない、日中働いているときなどは痛みが軽くなるが、腕を動かすとひどく痛み、後ろに手がまわらないなどの症状があります。

三井とめ子さんはこれを「腕の神経痛」といい、その原因は硬くなってしまった筋肉にあるとしています。

図のオレンジ色の部分に腕の神経が通るので、そこに温熱器を当てます。神経痛があるところ（神経が傷んでいるところ）はとても熱く感じます。

鎖骨の下、三角筋などが硬くなってしまった筋肉です。頑固なこりですが、地道に温めながら熱刺激を与えます。

肩関節周囲炎（五十肩）

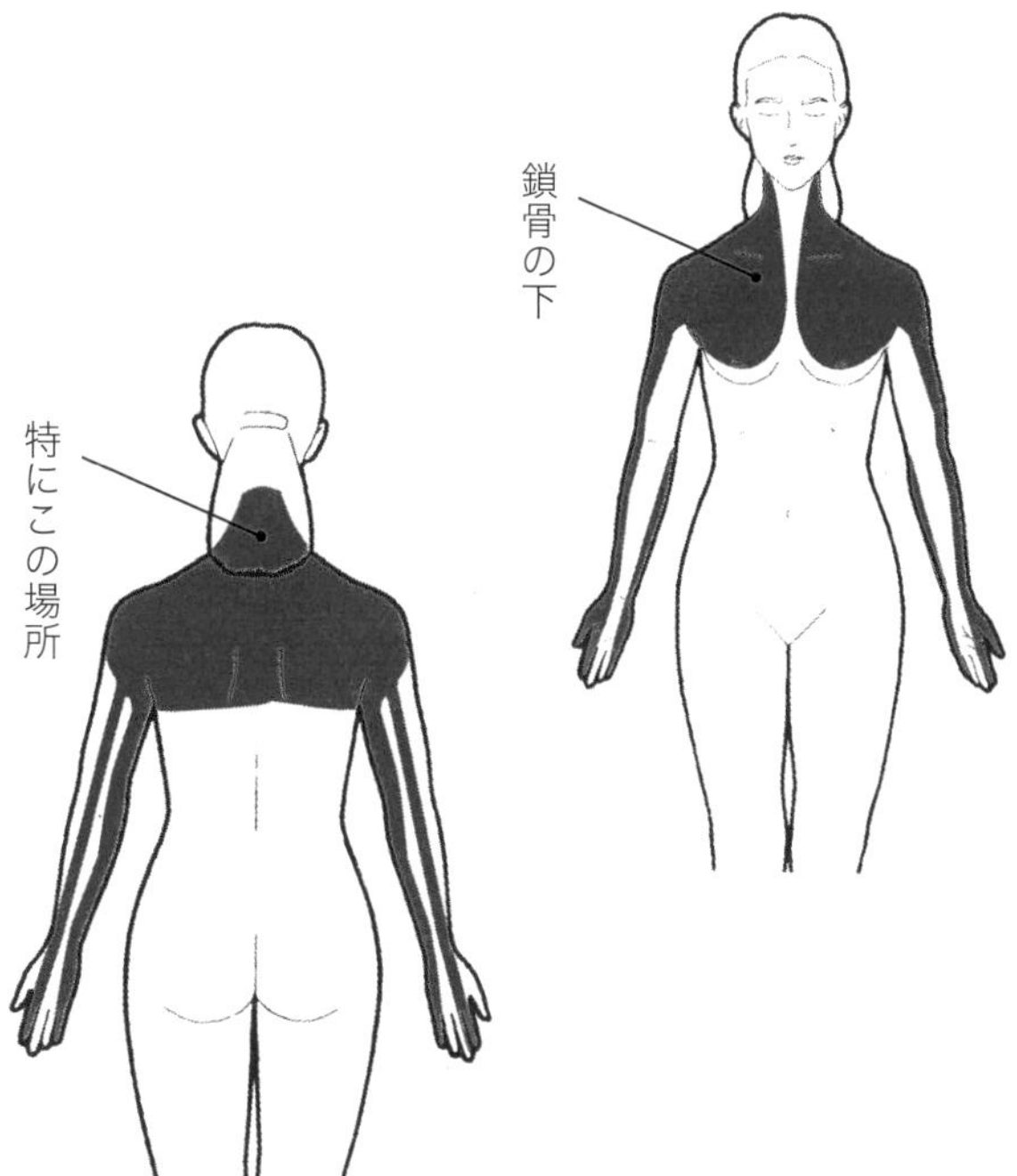

膝や股関節の痛みは、スポーツやケガなどの急性の炎症は別として、膝の内側を通る「大腿神経痛」であることが多いと三井とめ子さんはいいます。

図にある太ももの筋肉をほぐし、膝の内側を中心に温熱器を当てていきます。

熱く感じるところが神経が傷んでいるところで、そこに熱刺激を与えます。

全く改善しない場合は、軟骨の摩耗（すり減り）や半月板という膝の大事な部分に問題があるので、そのときは医師の適切な診断が必要になります。

股関節骨頭壊死

指圧と注熱を併用する（左右両側、特に四頭筋の拘縮をほぐす）

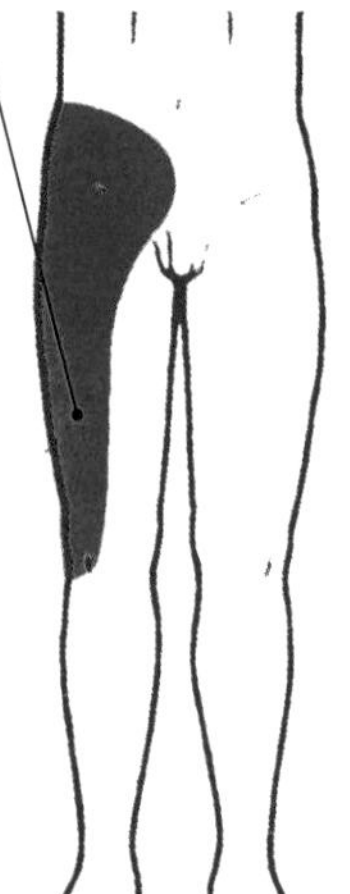

変形性膝関節

片方だけの病変でも必ず両方に注熱する

ここに強い反応がある（膝関節が痛むが、関節の内側を通っている神経病である）

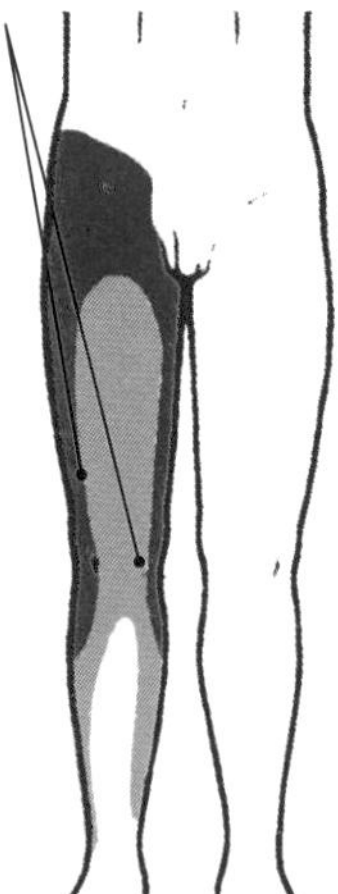

腕の痛み・しびれ・だるさは五十肩の症状であることもありますが、痛みやしびれ方で大体の原因がわかります。

図の腕の部分が重くてだるく、鈍い痛みがあるときは、そのほとんどの原因は頸《くび》です。

つまり「頸椎症《けいついしょう》」「頸椎症性神経根症」「頸椎椎間板ヘルニア」などの病名がついた症状です。

このケースの温熱治療は腕だけに熱刺激を行ってもだめで、頸に行うことが必要になります。腕の神経は頸の骨から始まり、そのおおもとのところで神経が傷んでいるからです。

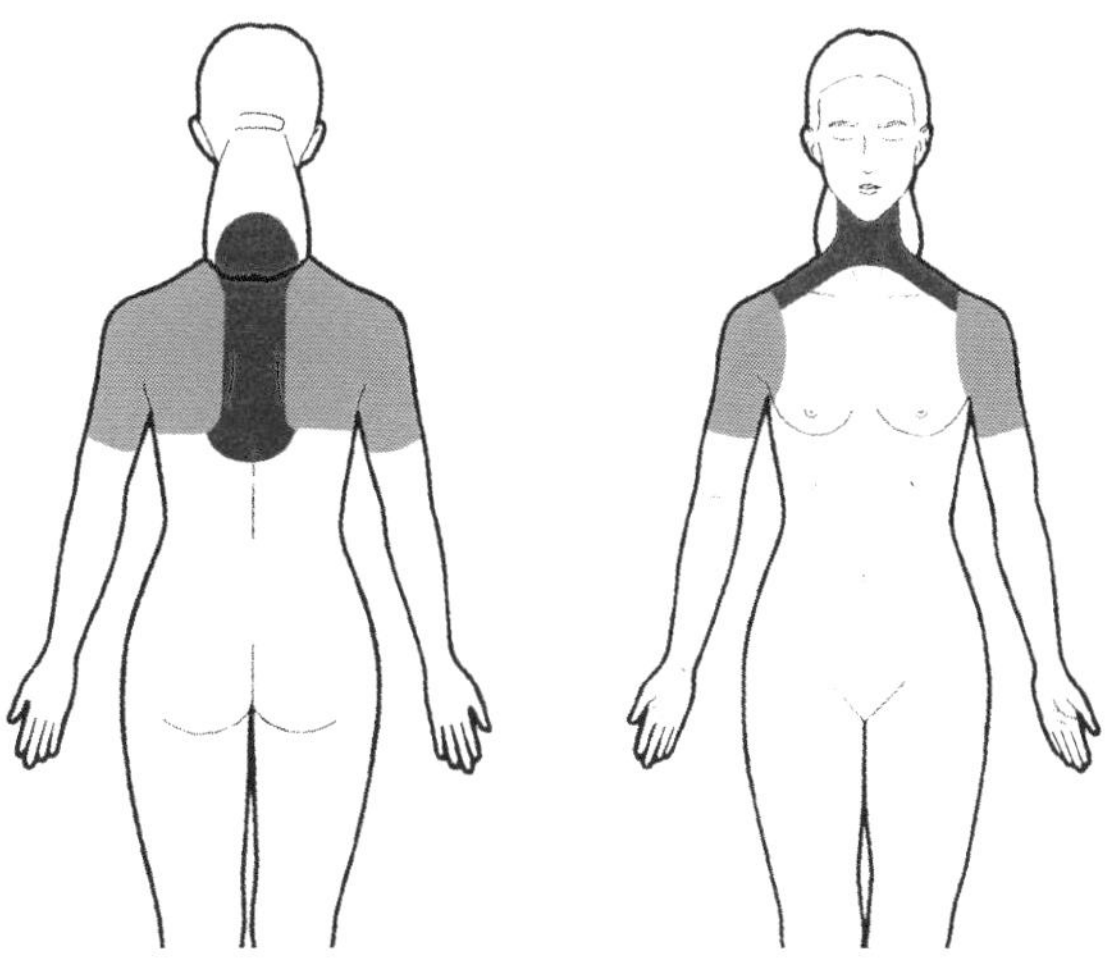

腕の痛み・しびれ・だるさ

眼に関連する不調

眼精疲労・白内障・眼の乾き・花粉症のかゆみは、いずれの場合も肩こり・首こりに関係します。

それに後頭部も眼に関係するので、その部分に温熱刺激を与えます。

また、三井とめ子さんは白内障について、「水晶体のリンパ液の新陳代謝が悪くなると水晶体が濁ってくる。薬害でも起こるとされている。目頭に温熱器を当てると効果が大きい。目の周囲もポイントである」と述べています。

眼精疲労

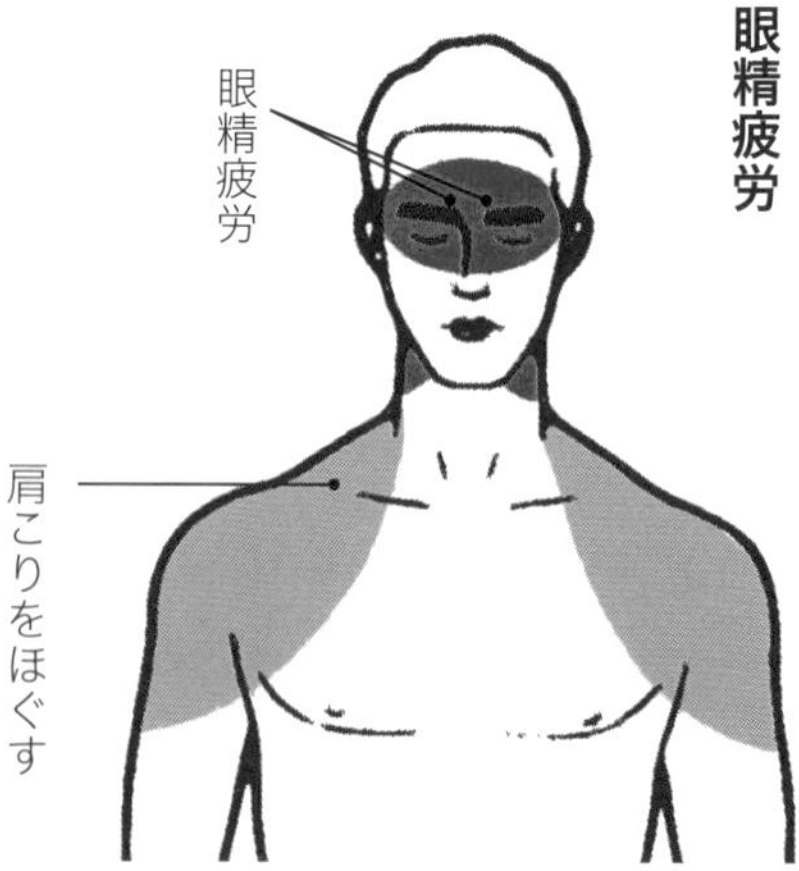

セルフケアによる温熱治療の実例④

消化器系に関連する不調

「胸焼け」「胃の膨満感・不快感」「胃の痛み」など、**胃に関連する不調**は、日常生活でも多くの症状が見られます。

食道や十二指腸、小腸や大腸、膵臓まで関連していることもあるので、安易に市販の薬で症状をごまかすのは根本的な解決にはなりません。胃の強酸性を薄めるために胃薬の多くに重曹が使われたりしますが、胃の中が中和されていくと、危険なものや病原菌を胃酸で殺すことができません。

まずは食べ過ぎ、飲み過ぎ、ストレスなどの生活習慣を見直すことが第一で、温めと熱刺激でも症状が改善されなければ、医療機関を受診して原因を知るべきです。

十二指腸は消化器全体の不調に関係するといわれています。胃の不調なのか腸の不調なのかわからないときは十二指腸がかかわっていることも多いようです。

十二指腸は胃の出口からすぐにある臓器なので、膵臓とも接触しています。胃酸と混ぜ合わされた酸性の消化物が流れ込み、膵臓からは膵液という強力な消化酵素が十二指腸に注がれます。炎症や潰瘍が生じやすいところです。

へその右横が温熱ポイントですが、個人により熱くなるところが違いますので「自分のポイント」を探り出してください。

下痢・便秘・痔・大腸炎などは大腸に起因する症状です。

痔は肛門に出ますが、消化器全体

十二指腸潰瘍

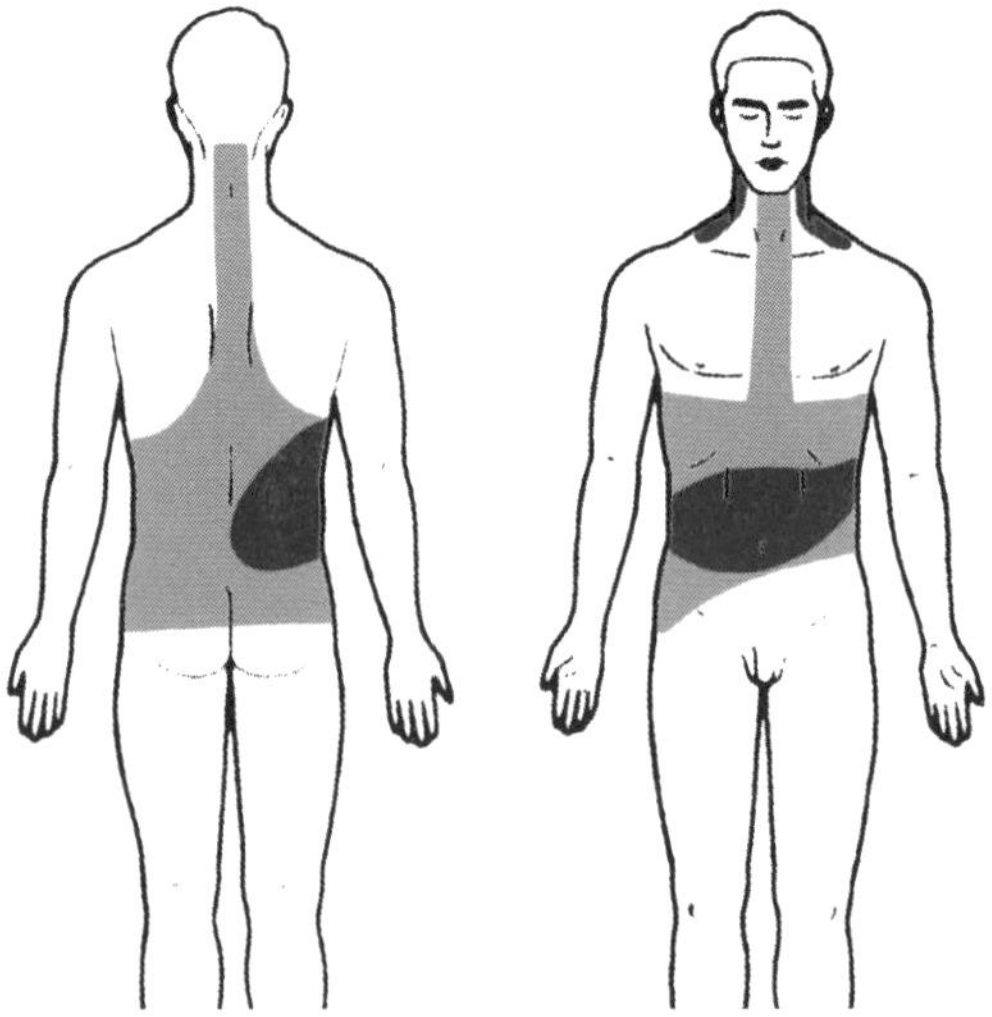

の弱まり、特に大腸の機能に問題がある場合に生じます。

　下痢や便秘、大腸炎も自律神経の副交感神経の働きが弱まることが原因であると三井とめ子さんは述べていますが、これらは〈冷え〉が関係していることは間違いないでしょう。

　図の頸《くび》の部分は副交感神経である迷走神経のあるところです。とても熱く感じる部位ですが、無理のない程度に根気よく熱刺激を与えます。

過敏性大腸炎、潰瘍性大腸炎

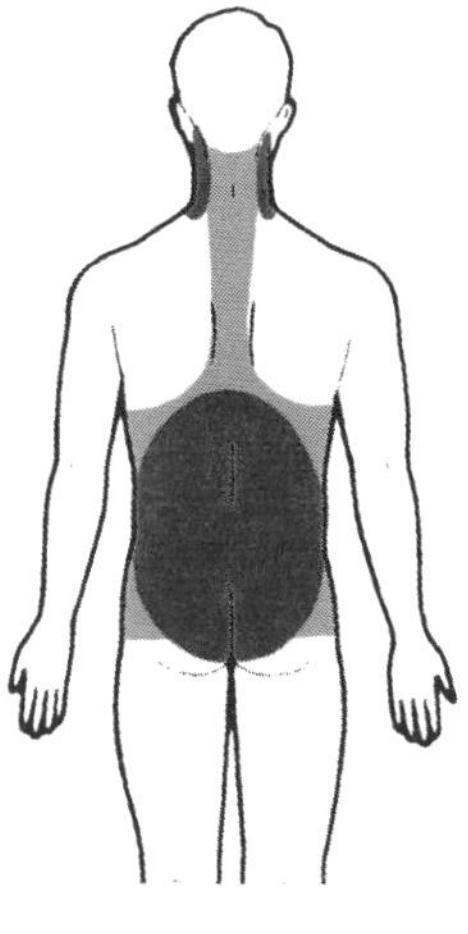

下痢と便秘

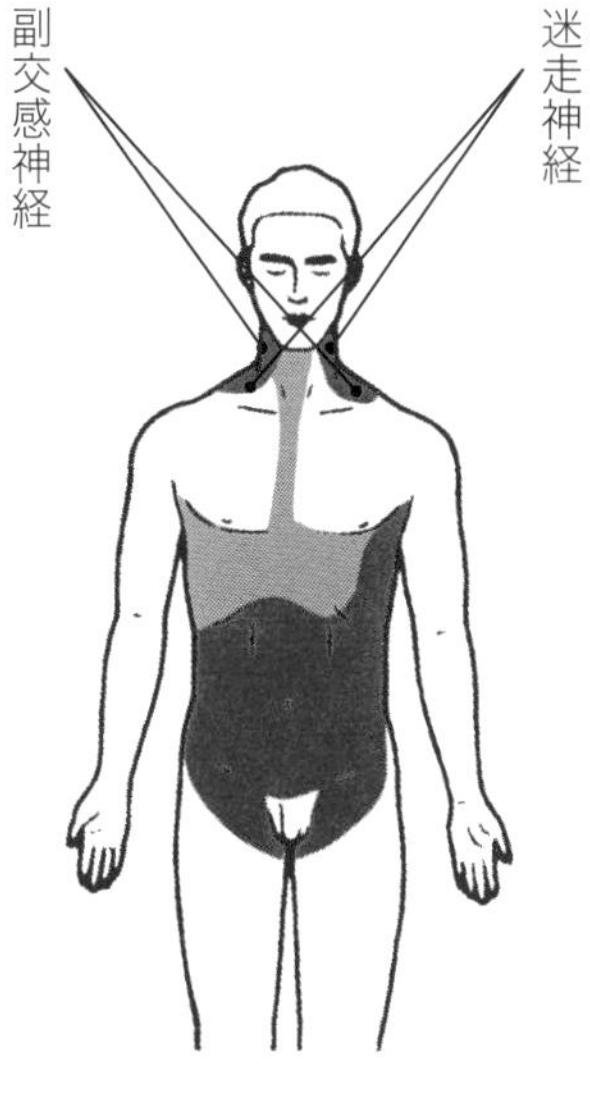

その他の疾患

肝臓は「沈黙の臓器」と呼ばれ、飲酒などに関係なく、一般的な血液検査で数値に問題がなくても、肝臓が原因の不調は多いものです。

口から入れた食べ物は小腸で吸収され、すべて肝臓に運ばれ、様々な物質に変えられて貯蔵されます。

そのときに代謝されないものは、莫大なエネルギーを使って解毒されます。

アルコールは酵素のおかげで、度を越して飲まなければきちんと代謝されますが、食品添加物や薬などはそうはいかず、肝臓に障害を与えることがあります。

肝臓は毛細血管の塊でできており、多量の血液を解毒や代謝のために溜め込んでいます。負担がかかればその働きが追いつきません。

肝臓

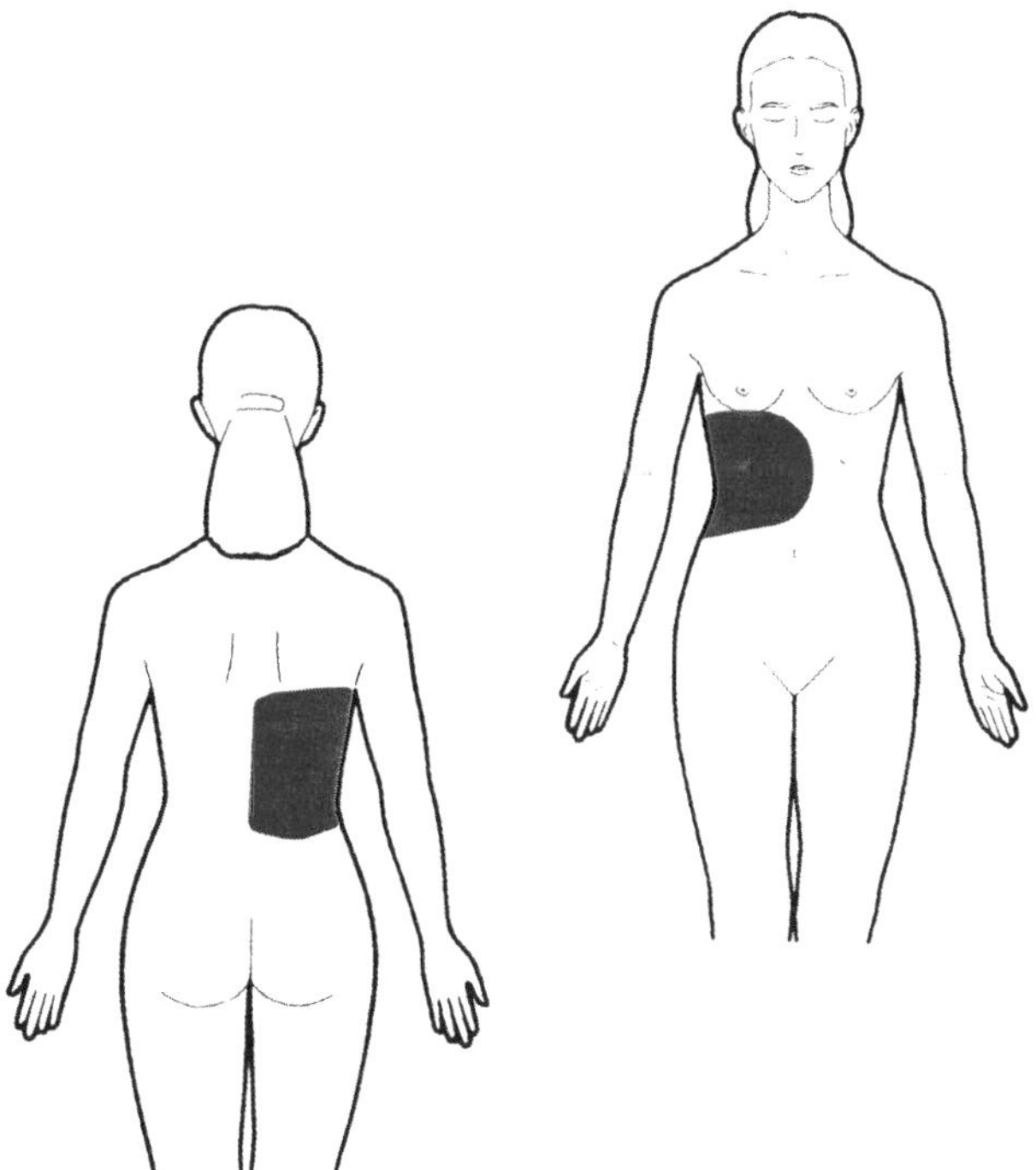

膀胱炎は女性に多い症状です。

薬などで一時的に改善されても、疲れがたまったり精神的なストレスにより、何度も再発するようです。

熱刺激により、菌の潜んでいるところを探りあて、それまで根治できなかったものが寛解したという例があります。図にあるポイントでは、特に下腹部と内股の付け根が熱く感じることが多いようです。

婦人科系の疾患は、エストロゲンやプロゲステロンという女性ホルモンのバランスが悪いと症状が出るといわれています。甲状腺や副腎という器官も卵巣と同じく重要なホルモン器官ですが、単独ではなく、視床下部という自律神経の中枢をおおもととして、互いにバランスをとりあい、関連しながら働いています。

体の疲れ、頭の使い過ぎ、あらゆる精神的ストレスにより視床下部が影響を受け、ホルモンバランスがくずれていきます。

図のポイントを意識して温め、熱刺激を与えます。

膀胱炎

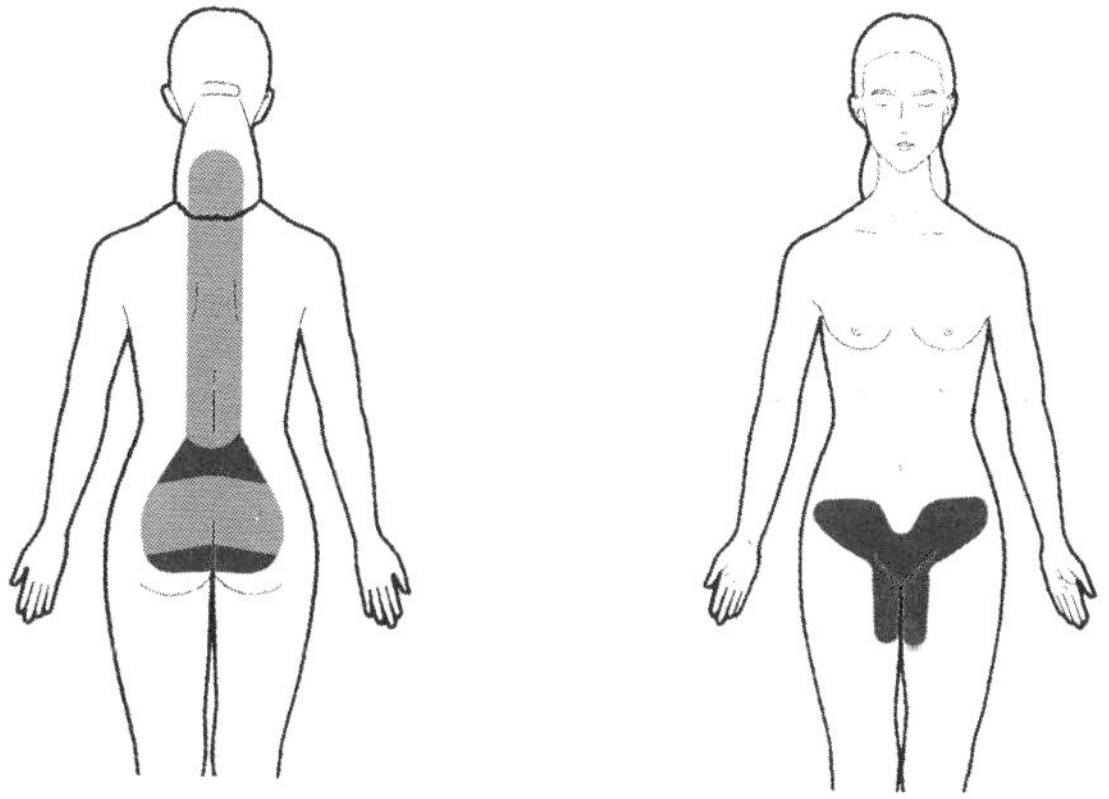

婦人科系

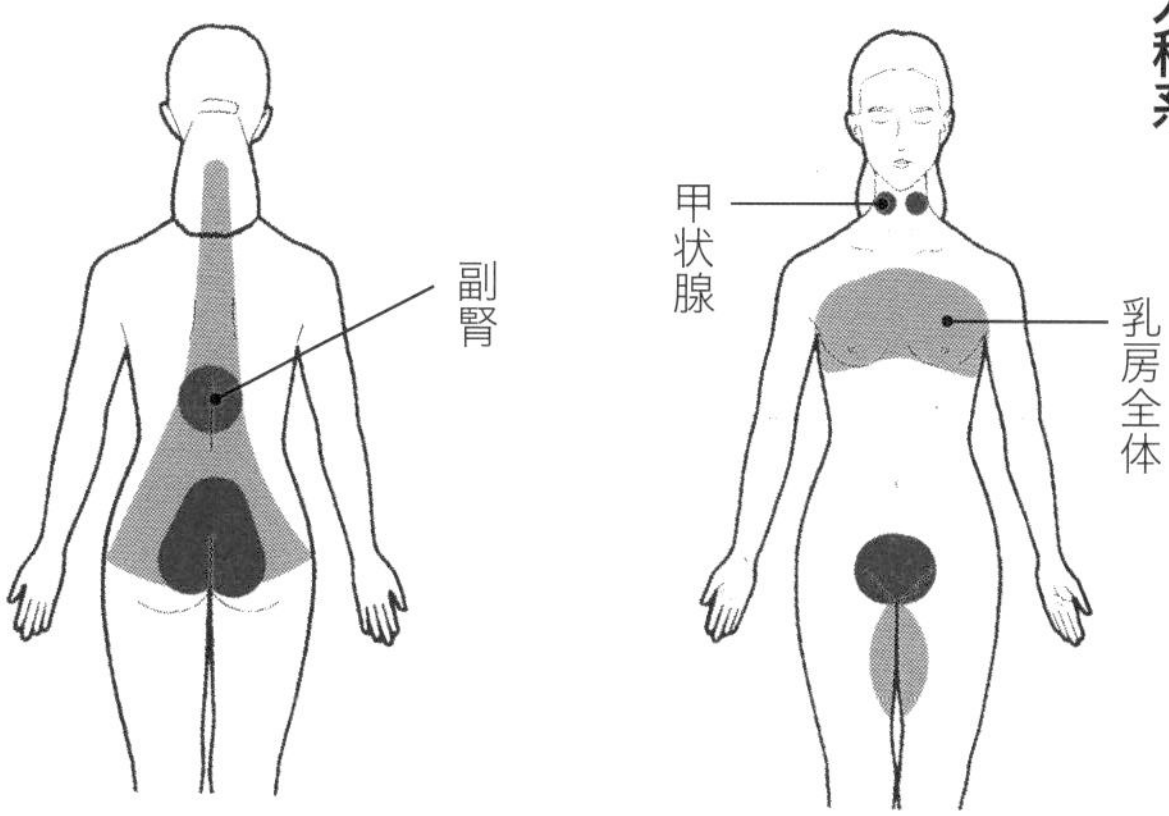

期待される温熱の排毒作用

何事も、過ぎたるは及ばざるが如しです。

飲み過ぎ、食べ過ぎは消化器系に負担がかかりますし、健康維持のための運動をやり過ぎて、関節や筋肉を傷めたのでは本末転倒です。仕事もほどほどにしないと疲れやストレスが溜まってしまいます。

アルコールは、適量ならば「百薬の長」といわれるほど健康にプラスになるものですが、飲み過ぎると、肝臓内の酵素でアルコールを分解する過程で、悪酔いや頭痛、動悸の原因ともなるアセトアルデヒドを産生させてしまいますし、アルコールを分解する酵素にも限りがあるのです。

アルコールのほかにも、わたしたちの周りには、解毒して代謝することができない「環境毒」というものが蔓延しています。

コンビニで売られているパンは１か月近くテーブルに置いておいても変色もしないし、腐りません。防腐剤が入っているからです。

多くの食品添加物は科学的に合成されてつくられていて、人体に悪影響を及ぼします。食肉も、家畜であるがゆえに生産性を高めるために多くの薬物を使わざるをえません。

添加物のほかにも、マイクロプラスティックや重金属なども問題です。

これらを代謝しようとすると、内臓には大きな負担がかかってしまいます。

これらは、一つひとつはごく微量でも、体内に蓄積されると大きな健康リスクになってしまい、あらゆる不調の原因になるのです。

温熱療法は、その強力な温熱パワーをもって酵素活性を上げ、肝血流や腎血流を増やすので、排毒を促進させる作用が期待できます。

排毒は、環境毒にまみれている現代社会を生きるわたしたちの健康維持には、欠かせないものです。

第7章　がん治療に効果絶大「温熱・免疫療法」

がん治療の限界

ここ十数年の間に、がんの治療は著しい進歩を見せています。

放射線はよりがんに集中して照射できるようになり、これまであまり効果が期待できなかった抗がん剤も、新しいものが出てきています。

まだ不十分とはいえ、がん細胞を狙い撃ちする分子標的薬も登場しています。

手術も神経を温存したり、腹腔鏡などを使ったりして、患者さんに負担の少ない方法が開発されたりしています。

その結果、たとえば胃がんは5年生存率がおよそ2倍にも伸びています。早期発見が増えていることもありますが、がんの治療方法も進歩しています。

日本人が一生のうちにがんと診断される確率は、およそ2人に1人ががんになり（2019年データ　男性65・5%、女性51・2%）、5人に1人ががんで命を落としている（2021年データ　男性26・2％、女性17・7％）のが現実です。

「治る人は治るが、治らない人は治らない」という言葉がありますが、実際に進行がんや再発を繰り返しているがんはなかなか治りません。ステージ4のがんでも、人によって治ることもありますが、ステージ1ぐらいの初期でも刃が立たず、あっという間に進行してどうにもならない人もいます。人によってさまざまなのです。

いわゆるがん治療の三本柱である「手術」「化学療法」「放射線療法」では限界があることがはっきりしています。「治るがんと治らないがんがある」「治る人と治らない人がいる」のは事実です。


こうしたことから、現在では、この三大療法のほかに、「免疫療法」「光免疫療法」「温熱療法」などが開発され、従来の三大療法と併用したりして成果を上げています。

免疫療法は、がん細胞を切除したり進行を防いだりする局所療法では対応できないようながんに対して、全身に作用させる療法のひとつです。免疫の働きを利用したもので、ＮＫ細胞やキラーT細胞、ヘルパーT細胞ががん細胞を攻撃する働きをパワーアップさせる方法と、がん細胞が免疫の働きを阻害している因子を取り除く方法があります。

光免疫療法は、近年注目を集めている新たながん治療法で、これは、特殊な薬品をがん細胞に付着させ、その薬が反応する近赤外線レーザー光を照射することで、特定のがん細胞を選択的に攻撃するものです。

この選択性により、健康な細胞への影響を最小限に抑えつつ、効果的にがん細胞を殺すことができます。

温熱療法は本章の中心テーマですが、がん細胞が42度で死滅することから、がん細胞を加熱してアポトーシス（自死）させたり、活性を弱くしてほかの治療法と併用したりします。

「熱で治療できない傷害・疾病は治癒不能」（ヒポクラテス）

これは古代ギリシャの医聖と呼ばれるヒポクラテス（およそ紀元前470〜360年）の言葉です。すでにこの時代に、熱で腫瘍を治療することを試みていたわけです。

それから2500年近い年月を経て、人類はようやく温熱療法を実現できるようになりました。

温熱の医療への応用が始まったのはここ40年のことですが、今日、さまざまな温熱治療器あるいは温熱健康器具があります。三井温熱の温熱医療機器もそのひとつです。がんの温熱療法は、電磁波を使ってがんの病巣を42〜43度に加温します。がん細胞が熱に弱いことは昔から経験的に知られていて、がん患者が、別の疾病で生死の境をさまようほど高熱を出した後、がんが治ることがあったからです。

医学的には、放射線療法の効果を高めることがわかり、最初は放射線療法の補助として利用されていました。

抗がん剤治療に疑念を抱く医師の一部は、各種の温熱治療器を単独で使用したり、免疫治療や抗がん剤治療と併用したりして腫瘍治療にあたっています。また、先進的に温熱治療を行っているヨーロッパのクリニックでは、世界中から多くの患者が集まっています。

ハイパーサーミアによるがん治療

近年はがん治療に温熱療法が取り入れられることが多くなっています。その中で、ハイパーサーミア（温熱療法のこと）がよく知られています。これは、がん細胞を電磁波で体外から加温するものです。

がん細胞も含め、人間の正常細胞は44度ぐらいで死にますが、がん細胞は42度ぐらいで死滅します。そこで、体の表面に近いところにあるがん細胞は、他の細胞を殺さずに死滅させることが可能で、全部とはいえなくとも縮小効果が期待できます。

ただし、体の深いところの部位のがんについては、特殊な装置で加熱しなければなりません。その装置を利用したのが「ハイパーサーミア」です。加熱方法は電子レンジの仕組みに近いものですが、局所の加温を可能にし、がんが存在するところを選択的に加温でき、副作用もありません。これはわが国でも1990年4月より保険適用となっていて、治療実績も数多く報告されています。

具体的には、体の表面から2極の電極盤ではさみ、その間に高周波（ラジオ波）を通すことで、がんの局所の温度を上昇させます。しかし、体の表面の温度が先に上昇すると、痛みがあったり低温やけどになったりするので、体表を冷やすために冷却水を流し、体の中心部分の温度をより高める工夫がされています。

２０２３年4月に『ハイパーサーミア診療ガイドライン　２０２３年度版』が出版され、ここでは、さまざまながん治療におけるハイパーサーミアの使用方法が記載されていますが、ハイパーサーミア単独ではがん治療の効果はあまりないと指摘する医師もいます。後述する京都府立医科大学での温熱・免疫療法でも、抗がん剤や放射線などの既存のがん治療法との併用で温熱治療が施されています。

「併用療法」のメリットは、抗がん剤の量を少なくできることで、強烈な副作用が軽減されることかもしれません。これは抗がん剤治療を受けているがん患者さんにとってはメリットがあることです。

なお、ハイパーサーミアにより、ヒート・ショック・プロテイン（ＨＳＰ）を介した免疫賦活作用などの効果も報告されています。

京都府立医大の「温熱・免疫療法」

以上のような新しいがん治療法に着目したのが京都府立医科大学の「温熱・免疫療法」です。

同大学消化器内科では、30年以上前から温熱療法の研究に取り組んでいて、当初は温熱療法によって抗がん剤などの治療効果を高められないかと考えたようです。

温熱療法がなぜ放射線療法や抗がん剤の効果を高めるのか、がんにどのように効果があるのか、その多彩な作用がわかってきたのは10年ほど前のことだそうです。

温熱療法は、単に熱でがん細胞を攻撃するだけではなく、血流を高めてより多くの抗がん剤ががん細胞に到達するようにしたり、熱によって産生されたヒート・ショック・プロテインが、抗がん剤の効果を高めたりするということです。

免疫を高める温熱療法

すべての人には免疫が備わっていますが、がん治療においては、患者さんの免疫力が治療効果を大きく左右します。がん細胞も異物として認識され、免疫細胞の攻撃を受けます。ところが、免疫力が低下していたり、がん細胞自体が免疫から逃れるように変貌したりするので、容易にがん細胞を弱らせることができません。そこで温熱療法を行うと、免疫細胞が活性化してがん細胞を異物として認識して攻撃してくれます。

その働きに注目して、「温熱療法と免疫療法を一緒に行えば、よりがんの治療効果を上げられるはず」というのが京都府立医大の着想です。

標準治療との併用で効果大

この「温熱・免疫療法」は世界で初めてのことですが、この療法の特徴のひとつは、「標準治療との併用」です。

標準治療はその効果が疑問視されているものの、現在でもがん治療の基本になっています。分子標的薬をはじめとする新しい抗がん剤や放射線技術の向上、内視鏡などを活用した腹腔鏡手術も進歩していることもあり、京都府立医大でもがんの標準治療をベースにしていて、「温熱・免疫療法」は標準治療と併用することで、大きな効果を高めているといいます。また、同医大では、「標準治療をしないで温熱・免疫療法を受けても、意味はない」と結論づけています。

同医大が「温熱・免疫療法」に着目した理由のひとつに、温熱療法も免疫療法も、まったく新しいものではなく、両治療法とも患者さんの体に負担が少なく、ほとんど副作用の心配のない治療法である、という点です。

ハイパーサーミアは電極板で体を上下からはさみ、電磁波によってがん細胞を42～43度に加温するだけなので、患者さんのダメージはほとんどありません。

また、免疫療法は、摘出したがん細胞をワクチンに加工して体内に注射する「自家がんワクチン療法」や、血液からリンパ球を取り出して培養し、体内に戻して免疫力を高める「免疫細胞療法」などがありますが、効果はまだ証明されておりません。

京都府立医大での標準療法と併用した温熱・免疫療法については、同医大教授・吉川敏一著『京都府立医大のがん「温熱・免疫療法」』（ＰＨＰ研究所）をお読みください。その詳細が解説されています。

がん温熱・免疫療法の治療実績

京都府立医大のこうした試みは、現在のがん治療の常識では考えられないような効果が得られているといいます。

その効果の実際について、吉川敏一先生は同書の中で次のように述べています。

「C型肝炎ウイルスによる慢性肝炎や肝硬変をベースに起こる肝臓がんは、がんを切除してもほとんどの人が再発してしまいます。今は、ラジオ波焼灼療法やエタノール注入療法によって、再発のたびにがんを潰すのですが、やがてがんは多発し、こうした治療ではコントロールできなくなっていきます。

ところが、再発しては治療を繰り返していた人が、自家がんワクチン療法を行ってからピタリと再発が治まっているのです。

肝臓がんで、再発のたびにラジオ波焼灼療法を繰り返していた10代の女性も、自家がんワクチン療法を行って以来、再発しなくなり、3年が過ぎました。

海外のデータでは、2年にわたる追跡調査の結果、自家がんワクチン療法を行うと肝臓がんの再発率が81％も低下することがわかったのです。

膵臓がんも治療の難しいがんのひとつです。

ある50代の男性は、Ⅱ期（2センチ以上で膵臓に限局したがん。リンパ節転移はないか、あっても近くのリンパ節のみ）の膵臓がんで手術を受けたのですが、がんの進行度でいうとⅡ期の5年生存率が36％足らずであると知り、「温熱・免疫療法」を求めて私たちの病院を受診されました。そこで、「ゲムシタビン」という抗がん剤による再発予防治療と並行して、温熱療法を実施。この人も手術から現在まで再発をしていません。ゲムシタビンは、温熱療法と相性がよく、併用すると抗がん剤単独よりはるかに生存期間が延びることがわかりました。

腹膜にがん細胞が散らばる腹膜播種《はしゅ》は、がんの末期状態です。

60代のある女性は、胃がんの手術で腹膜播種が見つかりました。胃がんは切除しましたが、腹膜播種があるので、一般的には余命数か月というところです。そこで、飲み薬（経口抗がん剤）を使いながら、免疫療法を実施しました。それから1年半、画像診断では何と腹膜播種が消えてしまったのです。この女性は、手術から3年になりますが、今も再発はなく、以前と同じような生活を送り、娘さんと旅行にも出かけている、とお手紙をいただいています。これらは、これまでの現代医療の常識では考えられない出来事です」

このほかにも、次のような転移がんの症例が報告されています。

・胃がんの肝臓転移（58歳・男性）……肝臓に転移したがんが消滅（ただし2年後に再発して4年後に死亡）
・C型肝硬変による肝臓がん（74歳・男性）……肝臓がんの病巣を構成するがん細胞がほとんど消滅（C型肝硬変があって再発しないのは珍しい）
・大腸がんの肝臓転移（52歳・女性）……2か月後には肝臓に転移したほとんどのがんが消滅
・胃がんの腹膜播種と卵巣転移（33歳・女性）……全身温熱療法によって、がん細胞がかなり縮小。治療後数年間はかなりいい状態である

転移がんは治療が難しく、生存率も低いのが一般的ですが、この症例のように温熱療法との併用は、がん細胞を死滅させるほどの力を発揮しています。

また、個々の症例とは別に、全体的な生存率の統計数値でも有効なことが明らかです。

・標準治療のみ……治療から３００日足らずで生存率が50％を切る
・温熱療法を併用……治療から４００日の段階で60％を超える

京都府立医大のがん温熱・免疫療法は、標準治療との併用療法とはいえ、がん治療における温熱療法の可能性を大きく高めているといえます。

あとがき――西洋医学を補完する

「温活」「温熱療法」には多くの効果があることがおわかりになったかと思います。医聖ヒポクラテスが「熱で治療できない傷害・疾病は治癒不能」といったように、温熱療法の効果は絶大です。

お風呂で体を温めたり、さまざまな冷えとり・防寒対策を工夫するもよし、熱刺激で自律神経の交感神経と副交感神経のバランスを調整するもよし、あるいは、熱でがん細胞をやっつけたり、免疫力を高めてがん治療の効果を最大化させるもよしです。これぞ本当の「万能薬」といえるでしょう。

わたしは西洋医学を修めた医者ですが、東洋医学をはじめとするさまざまな療法も治療に取り入れています。たぶんそれが、医者としてのわたしの個性だと思います。その個性が、わたしに〈冷え〉のおそろしさを教えてくれているのです。

医学は今、大きく変わろうとしています。日本では従来、西洋医学一辺倒でした。しかし近年、西洋医学の欠点や弱点を認め、それに代わるもの、それを補うものを医学として受け入れようという動きがあります。以前なら前近代的と軽んじられた漢方薬や鍼灸《しんきゅう》、マッサージなどをはじめとしてさまざまな補完・代替医療が、次第に評価されるようになってきています。

体と心の病を、西洋医学と補完・代替医療の両面からケアしたい。それがわたしの医者としてのスタンスです。その第一歩として、クリニックでありとあらゆる症状を訴える患者さんと接してきました。表に出ている症状だけでなく、じっくりと問診しながらその人の暮らし方や性格まで読み取り、診察してきました。

そこで改めて、心と体の〈冷え〉のおそろしさを実感したのです。体の〈冷え〉は心に伝わり、心まで頑《かたく》なにします。その反対も然りで、心の〈冷え〉は、体を冷やしてしまいます。

病気を改善、予防するには、体を冷やさないこと、体温を上げることが重要です。体温が低いと血液の温度も低いので、血液の流れは滞ります。そうすると、血液で運んでいる酸素や栄養素、白血球や血小板、老廃物などがうまく運べなくなります。ですから、放っておくと大きな病気になるのは当たり前なのです。

〈冷え〉があまり問題視されていないのは、それだけでは簡単に死なないからです。日本の保険診療は、病気にならないと医療費が支払われないシステムなので、医師は予防に関心が向きません。

病気の大半は自分がつくっています。原因はウイルスかもしれませんが、わたしが風邪をひかないのは、自己管理ができているからです。

人の体は、できてしまったがん細胞を毎日処理しています。がんにならないためには、その処理能力、免疫力を上げればよいのです。免疫力を上げるには、体温を上げることや食べる物、心の在り方も大事です。

心は自律神経に影響を与えます。ストレスがかかった状況ではストレス系のホルモンが出て、顆粒球という白血球が増え、リラックスしている状態ではアセチルコリンというリラックス系のホルモンが出ることによって、がん細胞やウイルスを処理する白血球であるリンパ球が増えます。心が自律神経に影響を与えるということは、ホルモンにも免疫にも影響を与えます。心をおざなりにしてはいけません。

最後になりますが、健康と死は自分自身にとって最重要なことです。これをすべて医者に任せてはいけません。自分の生死は自分で考えて管理することは、医療費の削減に加え、クオリティ・オブ・ライフ（ＱＯＬ）の向上にもつながるのです。

川嶋　朗

《著者紹介》

川嶋 朗（かわしま あきら）

神奈川歯科大学大学院統合医療学講座　特任教授
統合医療SDMクリニック院長
医師・医学博士

北海道大学医学部医学科卒業。東京女子医科大学大学院医学研究科修了。ハーバード大学医学部マサチューセッツ総合病院、東京女子医科大学などを経て現職。

自然治癒力を重視し、近代西洋医学と補完代替医療を統合した医療を日本の医療系の大学で実践中。冷え研究の第一人者で、また「よりよく生きる」「悔いのない、満足のいく人生を送る」ための心得として、「自分の理想的な死とは何か」を考えるQOD（クオリティ・オブ・デス＝死の質）の提唱者。

主な著作：『心もからだも「冷え」が万病のもと』（集英社新書）、『患者力のすすめ』（幻冬舎ルネサンス）、『死に方改革』（ワニブックス【プラス】新書）、『毎日の冷えとり漢方』（河出書房）など。

原因不明のカラダの不調は温熱で驚くほど改善する

2024年3月8日　初版　第1刷　発行
2024年11月15日　初版　第2刷　発行
著　者　川嶋 朗
イラスト　いなのべいくこ
装丁・DTP　小松利光（PINE）
発行者　安田 喜根
発行所　株式会社 評言社
〒101-0052 東京都千代田区神田小川町2-3-13 M&Cビル3F
TEL. 03-5280-2550（代表）　FAX. 03-5280-2560
https://hyogensha.co.jp
印刷　中央精版印刷株式会社

ISBN978-4-8282-0742-1 C0077
定価はカバーに表示してあります。
落丁本・乱丁本の場合はお取り替えいたします。